DIPL. OEC. TROPH. ANNE IBURG

Ernährungsratgeber gesunde Fette

So setzen Sie die richtigen Fette und Öle gezielt bei Beschwerden und Erkrankungen ein

66 Rezepte für die *schnelle Küche*

humboldt

VORWORT

Liebe Leserinnen und Leser,

oft fallen uns beim Wort Fett zunächst viele negative Dinge ein: Es soll dick machen und Adipositas verursachen, zu schlechten Blutfettwerten führen und das Risiko für einen Herzinfarkt und Schlaganfall erhöhen. Viele Menschen meiden deswegen nicht nur ungesunde, sondern auch wichtige gesunde Fette. Heute wissen wir zum Glück um den ernährungsphysiologischen Wert, den Fett für die Gesundheit hat.

Natürlich ist nicht jedes Fett unbegrenzt empfehlenswert. Es gilt wie so oft: In Maßen statt in Massen. In meiner Praxis für Ernährungstherapie sehe ich regelmäßig Patienten, die so gut wie gar kein Fett essen. Auch bei schlechten Blutfettwerten muss ich häufig viel Überzeugungsarbeit leisten, dass nicht Fettsparen, sondern die richtige Menge an Fetten und deren Zusammensetzung entscheidend ist. Dies sind nur zwei Beispiele und niemand sagt, dass Sie wahllos Fett essen sollen und dürfen.

Aber Fett ist nicht gleich Fett. Alle Fette sind in ihrem Aufbau unterschiedlich und nur eine ausgewogene Menge und gute Qualität kann für einen gesunden Mix an lebensnotwendigen Fettsäuren sorgen, die alle Körperfunktionen optimal unterstützen. Wir müssen also genau hinschauen, welche Fette wir täglich auswählen und in welcher Menge wir sie essen. Auch das Zusammenspiel aller Nährstoffe insgesamt – Kohlenhydrate, Fette, Eiweiße – sowie wichtiger Mikronährstoffe wie Vitamine, Mineralien und Spurenelemente spielt eine große Rolle.

Ein angemessenes Umdenken in puncto Fett lohnt sich. Fett schmeckt nicht nur, es liefert uns Energie, alle fettlöslichen Vitamine und macht auch noch satt. Als elementarer Baustein jeder Körperzelle sowie als Bestandteil der Hormon- und Botenstoffe ist es unverzichtbar. Ein Beispiel: Schon die Ausreifung des Gehirns bei Säuglingen hängt maßgeblich von der Versorgung mit mehrfach ungesättigten Omega-3-Fettsäuren ab. Und da im Gehirn ein Leben lang ständig neue Verbindungen gebildet werden, brauchen unsere grauen Zellen auch Fette aus der Nahrung.

Die richtigen Fette schützen uns beispielsweise vor Herz- und Kreislauf-Erkrankungen, sie können das Risiko für Diabetes, Arthrose und Rheuma, Demenz, Haut- oder Magen-Darm-Erkrankungen reduzieren. Sogar Müdigkeit und chronische Schmerzen können von der richtigen Fettauswahl profitieren. Viele gehen dabei davon aus, dass vor allem pflanzliche Fette gesund sind und tierische nicht. Sie haben beispielsweise gehört, dass ein Ei viel Cholesterin enthält, Avocado und Nüsse dagegen schützendes Potenzial etwa für das Herz und die Gefäße entfalten können. Hinter pauschalen Aussagen verbergen sich allerdings mitunter weitere Ernährungsmythen, zu denen Sie in diesem Buch so manche, vielleicht verblüffende Information finden werden.

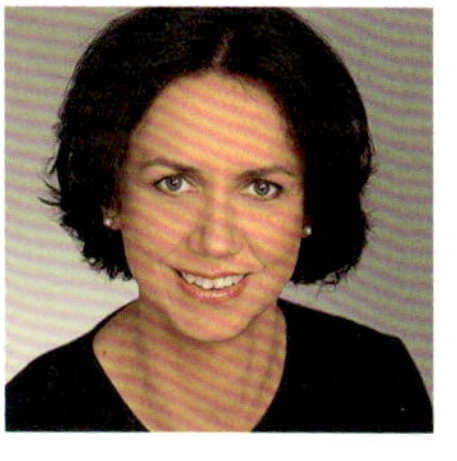

Lernen Sie Fett von einer ganz neuen Seite kennen, mit all seinen wichtigen Funktionen für unsere Gesundheit.

Viel Spaß beim Lesen, Ausprobieren und Genießen der Rezepte wünscht Ihnen

Anne Iburg
Diplom-Oecotrophologin/Diätassistentin

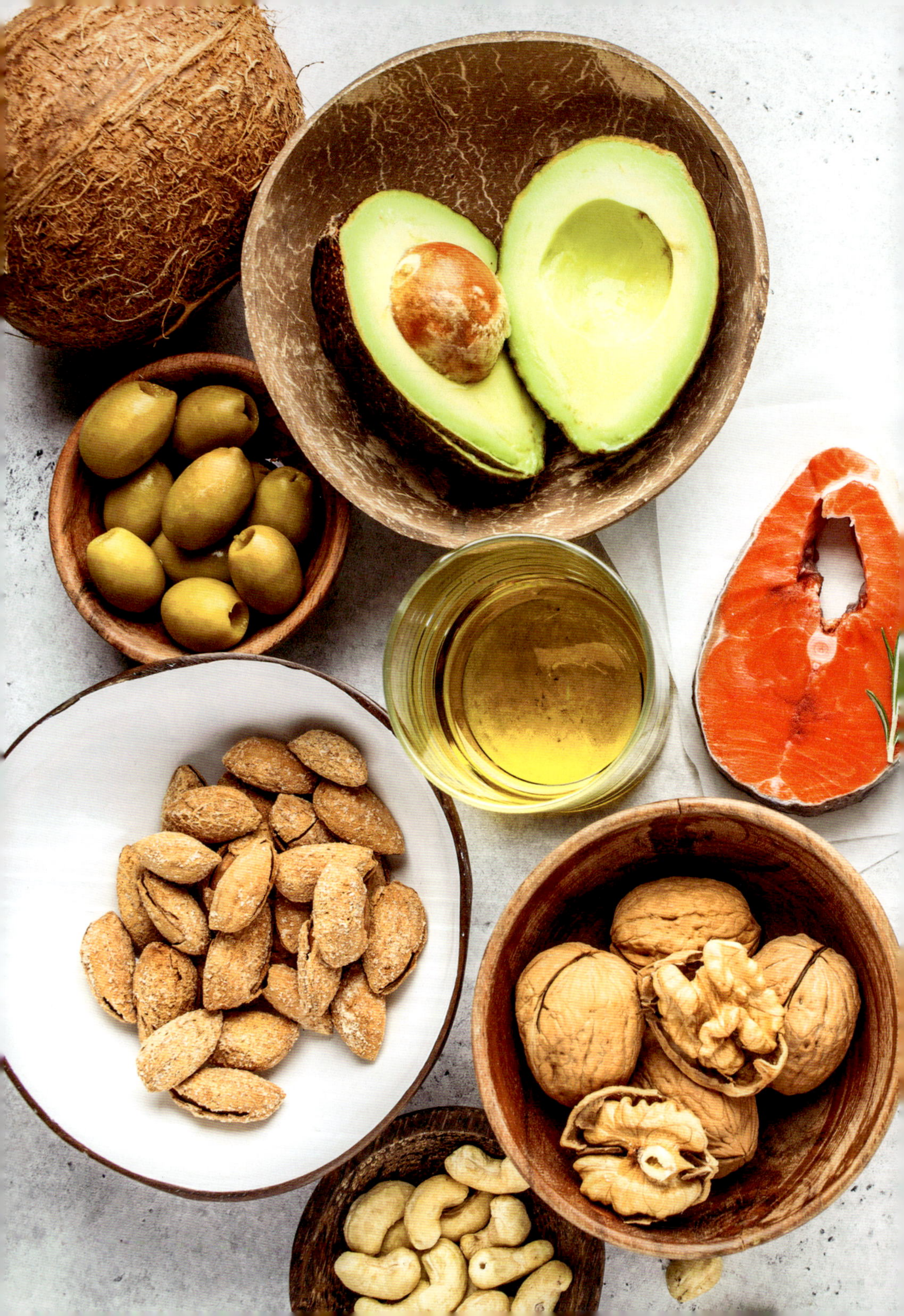

FETTE GRUNDLAGEN

Ist Fett nun gut für unsere Gesundheit oder schadet es uns mehr? Kaum ein Nährstoff wird so kontrovers diskutiert und bei keinem anderen liegen Gesundheit und Krankheit so nahe beieinander. Um zu verstehen, worauf es bei der Auswahl gesunder Fette ankommt, lernen Sie zunächst die Funktion von Fettsäuren in unserem Körper kennen. Danach finden Sie einige wissenswerte Grundlagen, denn in der Ernährung kommt es darauf an, Fette im richtigen Verhältnis zueinander sowie mit Maß zu nutzen.

Funktionen von Fett im Organismus

Fette werden auch Lipide genannt.

Fette erfüllten in unserem Körper viele wichtige Aufgaben. Innere Organe wie Leber oder Nieren sind durch ein Fettpolster beispielsweise vor Stößen geschützt. Auch das Gehirn ist in ein Fettpolster eingebettet, um es vor äußeren Einwirkungen zu bewahren. Vor allem aber dient Fett als Wärmeschutz und spielt zudem eine wichtige Rolle für den Aufbau unserer Zellmembranen. Das bedeutet: Ohne Fett gäbe es keinerlei Zellwand.

Lebenswichtige Fettsäuren, in der Fachsprache essenziell genannt, sind dabei an verschiedenen Stoffwechselvorgängen beteiligt. Sie sorgen u. a. dafür, dass die Zellwände unserer Körperzellen beweglicher und durchlässiger für bestimmte Stoffe sind. Auch sind essenzielle Fettsäuren ein wichtiger Grundstoff für die Bildung von Botenstoffen wie Hormonen.

Fette dienen außerdem als Vitamintransporteure. Die Vitamine D, E und K, das Vitamin A wie dessen Vorstufe, das Provitamin A – auch als Betacarotin bekannt – kann der Körper nur zusammen mit Fett richtig verwerten, weswegen einige Gemüse immer mit etwas Öl angemacht werden sollte.

Nicht zuletzt sind Fette wichtige Geschmacksträger und bringen gerade bei Käse und Fleisch den Eigengeschmack stärker zur Geltung. Und: Fett macht schneller satt als fettarmes Essen.

Fettdepots – früher ein Überlebensvorteil

Fett, das wir essen, wird nach der Verdauung im Dünndarm über die Lymphe ins Blut und damit zum Gewebe transportiert. Überschüssiges Fett, das nicht zur Energiegewinnung benötigt wird, speichert unser Körper in den Fettzellen als Reserve für schlechte Zeiten.

In der Evolutionsgeschichte war das Einlagern überschüssiger Energie ein entscheidender Überlebensvorteil, da ein Mangel an Lebensmitteln an der Tagesordnung war. Heute führen das große

Angebot und die ständige Verfügbarkeit von Nahrung bei über der Hälfte der Bevölkerung in den Industrieländern zu großen Fettdepots, vor allem im Bauchraum und am Gesäß. Wer dagegen nichts unternimmt, behält diese Speicher dauerhaft.

Fett pauschal zum Bösewicht zu erklären, ist zu einseitig betrachtet, weiß die moderne Ernährungswissenschaft.

Ohne Fette kein Leben

- Sie versorgen den Körper mit Energie.
- Sie speichern Energie, um diese bei Bedarf bereitzustellen.
- Sie liefern lebensnotwendige Fettsäuren, die vom Körper nicht selbst gebildet werden können.
- Sie transportieren die fettlöslichen Vitamine D, E, K und A sowie Betacarotin.
- Sie sind Bausteine unserer Zellwände.
- Sie dienen als Wärmeisolation.
- Sie sind Schutzpolster für innere Organe.
- Sie transportieren Aromen und Geschmackstoffe.
- Sie machen schneller satt als fettarme Mahlzeiten.

Wie viel Fett brauchen wir?

Basierend auf den Daten der Nationalen Verzehrsstudie II, liegt die Fettzufuhr bei Männern mit etwa 36 Energieprozent etwas höher als bei Frauen, die rund 34 Prozent der Nahrungsenergie über Fett zuführen sollten. Eine der meist zitierten Quellen zur empfohlenen täglichen Fettmenge ist die Deutsche Gesellschaft für Ernährung e. V. (DGE): Sie empfiehlt eine tägliche Fettmenge in Höhe von 30 Prozent des Energieumsatzes. Ein Beispiel: Liegt der tägliche Energiebedarf bei 1800 Kilokalorien, sollten 540 Kalorien in Form von Fett aufgenommen werden. Das entspricht etwa sechs Esslöffeln Speiseöl.

Es gibt durchaus immer wieder Diskussionen über diesen Richtwert, teilweise plädieren Wissenschaftler für eine Erhöhung auf 35 Prozent Fette in der täglichen Energiemenge. Vergleicht man diese Empfehlung mit unserem tatsächlichen Verzehr, essen wir in der Regel gar nicht einmal deutlich zu viel. Leider nehmen wird die verschiedenen Fette aber in einem unausgewogenen und ungesunden Verhältnis zu uns! Das gilt insbesondere für die essenziellen, mehrfach ungesättigten Omega-3- und Omega-6-Fettsäuren (siehe Seite 14).

Richtwert für die Fettzufuhr

ALTER	TÄGLICHE FETTMENGE
1 bis 4 Jahre	30 bis 40 %
4 bis 15 Jahre, Schwangere und Stillende	30 bis 35 %
ab 15 Jahren	30 %

Quelle: Deutsche Gesellschaft für Ernährung e. V., Bonn

Fett allein macht nicht fett

Übergewichtige Menschen essen nicht unbedingt mehr Fett als schlanke. Damit sind Übergewicht und Adipositas, die Fettleibigkeit, sowie deren Folgekrankheiten nicht nur auf einen erhöhten Fettverzehr zurückzuführen, sondern vielmehr das Resultat einer allgemeinen Überernährung, bei der die Energie aus Kohlenhydraten und Eiweißen ebenfalls große Bedeutung hat.

Nicht nur Nahrungsfette können zu Fettdepots werden – vor allem ein hoher Zuckerkonsum setzt sich auf den Hüften ab.

Viele Menschen glauben, dass sich nur Fett als Fett im Körper ablagern kann. Das ist falsch. Ein erhöhter Konsum von Kohlenhydraten führt ebenfalls zur Fettansammlung im Gewebe, denn die Speicher für Kohlenhydrate sind begrenzt. Da die Speicherkapazitäten für Fett dagegen nahezu unbegrenzt sind, werden überschüssige Mengen an Kohlenhydraten zu Fetten – genauer gesagt zu Triglyceriden – umgebaut (siehe Seite 12).

Auf den Punkt gebracht: Ein kalorienreiches Essen – häufig kombiniert mit Bewegungsmangel – führt zu Übergewicht und langfristig oft zu Adipositas. Beide sind Risikofaktoren für zahlreiche Krankheiten wie Diabetes mellitus, Bluthochdruck, Fettstoffwechselstörungen und Herz-Kreislauf-Erkrankungen.

Die vielfältige Welt der Fettsäuren

Fett gehört ebenso wie auch Kohlenhydrate und Eiweiße zu den Hauptnährstoffen unserer täglichen Ernährung, aus der unser Körper seine Energie bezieht. Erst mit einer ausreichenden Fettzufuhr läuft der Stoffwechsel wie geschmiert. Dieser Begriff ist vielen in Zusammenhang mit dem Abnehmen bekannt. „Der Stoffwechsel soll angekurbelt werden", ist ein Satz, der in diesem Zusammenhang häufig fällt.

Genauer gesagt ist damit der Energiestoffwechsel gemeint. Unter Stoffwechsel versteht man die Summe aller biochemischen Vorgänge innerhalb der Zellen des Menschen. Bezogen auf den Energiestoffwechsel heißt das: Die zugeführten Nährstoffe und ihre Bestandteile werden in unseren Zellen abgebaut, umgebaut und zu anderen Produkten aufgebaut.

Dieser Prozess wird wesentlich durch Enzyme, das Hormon- und Nervensystem gesteuert. Ein Teil der Hormone sind Steroidhormone, die aus Lipoproteinen – eine Verbindung von Fett und Proteinen – und Cholesterin aufgebaut werden. Bestimmte Fette unterstützten somit den Stoffwechsel.

> Zwar liefert Fett mehr Kalorien als Kohlenhydrate oder Eiweiße, aber ganz ohne Fett ist Gesundheit nicht möglich.

Mit seinen Stoffwechselleistungen sorgt der Körper ständig für sich selbst, indem er z. B. Fett, Eiweiß und Kohlenhydrate nutzt, sie als Reserve einlagert oder auch auf vorher gebildete Reserven zurückgreift. Fett liefert zwar mit 9,3 Kilokalorien pro Gramm etwa doppelt so viel Energie wie Kohlenhydrate oder Eiweiße, dennoch macht Fett alleine wie beschrieben nicht zwangsläufig fett.

Nahrungsfette sind Triglyceride, in denen unterschiedliche Fettsäuren gebunden sein können.

Um die unterschiedliche Wirkung von Fetten zu verstehen, folgt nun ein wenig Chemie. Fette sind durch ein gemeinsames Grundgerüst gekennzeichnet. 99 Prozent der Fette in unserer Ernährung sind Triglyceride, sie bestehen jeweils aus einem Glycerinmolekül, an dem drei Fettsäuren gebunden sind.

In einem solchen Triglycerid können allerdings unterschiedliche Fettsäuren gebunden sein, die sich in ihrer Länge und in ihrem Aufbau unterscheiden. In der Ernährung finden wir hauptsächlich langkettige, aber auch wenige mittel- und kurzkettige Fettsäuren. Daneben variieren die Fettsäuren in der Anzahl ihrer Doppelbindungen, man unterscheidet in gesättigte, einfach ungesättigte und mehrfach ungesättigte Fettsäuren.

Triglyceride bestehen aus einem Glycerinmolekül und drei Fettsäuren.

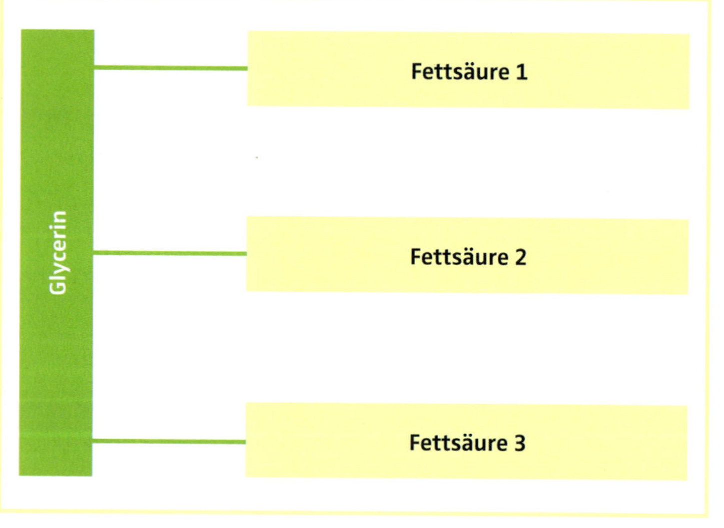

LÄNGE DER FETTSÄUREN	BEISPIELE
kurzkettig (4 bis 7 Kohlenstoffatome)	Buttersäure, Valeriansäure, Capronsäure,
mittelkettig (8 bis 12 Kohlenstoffatome)	Caprylsäure, Laurinsäure
langkettig (13 und mehr Kohlenstoffatome)	Palmitinsäure, Stearinsäure, Ölsäure, Linolsäure, Alpha-Linolensäure, Gamma-Linolensäure, Arachidonsäure, Eicosapentaensäure, Docosahexaensäure

Gesättigte Fettsäuren (GFS)

Gesättigte Fettsäuren, kurz GFS, enthalten nur Einfachverbindungen zwischen ihren Kohlenstoffatomen, was diese Fette stabil, aber auch sehr träge macht. Vertreter sind etwa Butter-, Myristin-, Capryl-, Caprin-, Capron-, Palmitin- und Stearinsäure. Sie kommen vor allem in tierischen Produkten vor. Beispiele sind Wurst, Fleisch oder Milchprodukte wie Sahne, Käse und Butter. Doch auch in wenigen pflanzlichen Produkten wie Palmkern- oder Palmfett (z. B. in Schokolade, Keksen) sowie Kokosfett sind sie enthalten.

Eine gesättigte Fettsäure verfügt nur über Einfachverbindungen. Einfach und mehrfach ungesättigte Fettsäuren finden sich in Pflanzenölen wie Oliven-, Raps- und Leinöl.

Gesättigte Fettsäuren dienen hauptsächlich als Brennstoff zur Energiegewinnung. Sie sind zwar nicht grundsätzlich schlecht, im Übermaß können sie jedoch u. a. Ablagerungen in den Gefäßen und ein erhöhtes Risiko für Herz-Kreislauf-Erkrankungen verursachen.

Einfach ungesättigte Fettsäuren (EUFS)

Einfach ungesättigte Fettsäuren, kurz EUFS, verfügen über eine Doppelbindung in ihrer Kohlenstoffkette, was einfach ungesättigte Fettsäuren so wertvoll für unsere Gesundheit macht. Die bekannteste EUFS ist die Ölsäure, die mit einem hohen Anteil

z. B. Bestandteil von Oliven- und Rapsöl ist. Sie wird auch als Omega-9-Fettsäure bezeichnet, da ihre Doppelbindung an der neunten Position auftritt.

Einfach ungesättigte Fettsäuren kann der Körper wie auch die gesättigten Fettsäuren selbst herstellen, sie sind also nicht essenziell und müssen nicht zwingend über die Nahrung zugeführt werden.

Mehrfach ungesättigte Fettsäuren (MUFS)

Grundsätzlich gilt: Je mehr Doppelverbindungen, desto beweglicher und flüssiger sind Fette. Die mehrfach ungesättigten Fettsäuren (MUFS) haben mehr als eine Doppelbindung und werden in Omega-3- und Omega-6-Fettsäuren eingeteilt.

Die Omega-3-Fettsäure Alpha-Linolensäure und die Omega-6-Fettsäure Linolsäure sind essenziell, können vom Körper also nicht selbst gebaut und müssen mit der Nahrung aufgenommen werden. Sie kommen vor allem in pflanzlichen Ölen vor. Rapsöl, Leinöl und Walnüsse haben einen besonders hohen Anteil an mehrfach ungesättigten Omega-3-Fettsäuren wie auch Fettfische (Lachs, Hering, Sprotte und Makrele) aus kalten Gewässern.

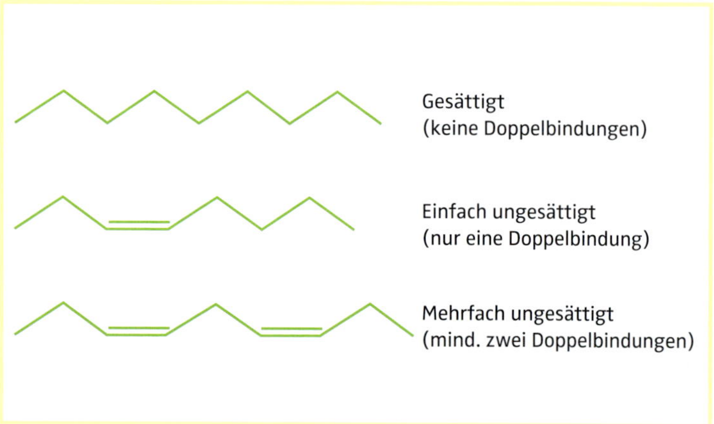

Omega 6 verfügt wie Omega 3 über mehrere Doppelbindungen, die für unsere Gesundheit von Nutzen sind.

Die mehrfach ungesättigten Fettsäuren in fetten Fischen sind in ihrem Aufbau den menschlichen Fettsäuren näher als pflanzliche Fette, daher haben sie auch einen sehr hohen Gesundheitswert. Die beiden in Fisch vorkommenden Omega-3-Fettsäuren heißen Eicosapentaen- (EPA) und Docosahexaensäure (DHA).

Transfettsäuren

Transfettsäuren gehören ebenfalls zu den ungesättigten Fettsäuren. In der Natur kommen hauptsächlich kurz- und mittelkettige Transfettsäuren vor, die entgegen der landläufigen Meinung allgemein als gesund oder zumindest neutral gelten – sie kommen in Butter und Milchfett (Käse, Sahne, Milch und Joghurt usw.) vor. Ein weiterer wichtiger Vertreter ist das Kokosöl (siehe Seite 61).

Transfettsäuren – gehärtete und teilgehärte Fette – gelten als gesundheitsschädlich.

Eine Ausnahme bilden langkettige Transfettsäuren. Sie entstehen vor allem bei der Härtung von Fetten in der Lebensmittelindustrie und stehen unter dem Verdacht, gesundheitsschädlich zu sein. In der Natur kommen sie so gut wie nicht vor. Unter den Begriffen teilgehärtete oder gehärtete Fette stecken sie vor allem in einfacher Margarine, Backwaren, Fertigprodukten, Knabbereien und Fast Food.

Da der Körper langkettige Transfettsäuren nur schlecht abbauen kann, was das Risiko für Gefäßablagerungen erhöht, gelten sie als Killerfett. Auch durch unsachgemäßes Erhitzen von Pflanzenölen können schlechte Transfettsäuren entstehen.

Die Politik hat das Problem erkannt: Die Europäische Kommission hat mit Wirkung vom 2. April 2021 eine Obergrenze für die Verwendung von industriell hergestellten Transfettsäuren in Lebensmitteln beschlossen. Diese beträgt zwei Gramm Transfette pro 100 Gramm Fett im Lebensmittel. In Dänemark gilt diese Regel schon seit 2003 und Studien zeigen, dass dort die Sterblichkeit durch Herz-Kreislauf-Erkrankungen in diesem Zeitraum zurückgegangen ist.

Seit April 2021 liegt die Obergrenze für Transfette in Lebensmitteln bei zwei Gramm je 100 Gramm Fett.

Cholesterin – besser als sein Ruf

Cholesterin zählt zu den fettähnlichen Substanzen und hat zahlreiche wichtige Funktionen im menschlichen Körper. Der Organismus nutzt es zum Aufbau von Sexualhormonen (z. B. Östrogen oder Testosteron), zur Bildung von Vitamin D und für die Bildung von Gallensäure. Außerdem dient es als Baustein für die Zellmembranen und Lipoproteine.

Was viele nicht wissen: Cholesterin wird hauptsächlich – zu rund 80 Prozent – vom Körper selbst gebildet, ungefähr ein Gramm produziert er täglich in der Leber, u. a. für die erwähnte Bildung von Gallensäure. Das passiert ständig, die Gallensäure wird dabei für unsere Fettverdauung in der Gallenblase gesammelt.

Fast jeder Mensch kommt mit einem intakten Cholesterinspiegel auf die Welt. Im Erwachsenenalter haben dann etwa zwei

Cholesterin ist ein fettartiger Naturstoff, der in allen lebenden Tier- und Pflanzenzellen vorkommt.

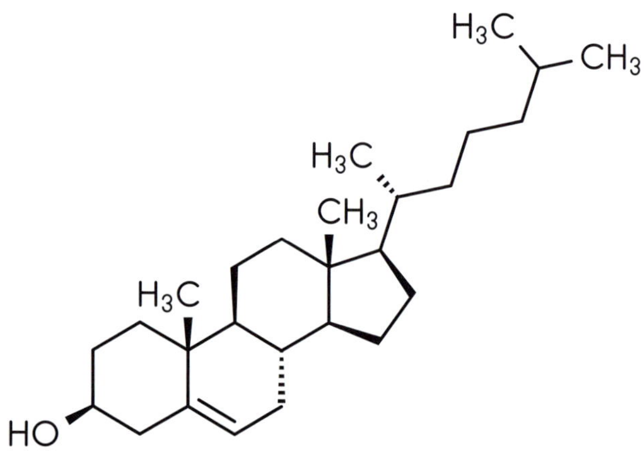

Drittel der Deutschen zu hohe Cholesterinblutwerte. Zu hohe Werte machen krank und können das Herzinfarktrisiko erhöhen. Das Cholesterin in der Nahrung galt hier lange als alleiniger Buhmann. Fakt ist: Es spielt kaum eine Rolle bei Herz-Kreislauf-Erkrankungen, wie die Ergebnisse zweier großer Langzeitstudien der Harvard-Universität zeigten.

Ein erhöhter Cholesterinwert lässt sich auch weniger mit dem Verzicht auf Nahrungscholesterin therapieren, als oft angenommen wird. Es ist eher eine Kombination aus Bewegungsmangel und einem geringen Verzehr frischer Pflanzenkost wie Gemüse, Obst und Vollkornprodukten. Dazu kommt oft der Konsum hochkalorischer Produkte mit einem hohen Anteil an gesättigten Fetten und/oder Transfettsäuren, die den Cholesterinspiegel in die Höhe treiben.

Cholesterin befindet sich ausschließlich in tierischen Produkten.

Die DGE sowie die Deutsche Herzstiftung e. V. raten, das täglich mit der Nahrung aufgenommene Cholesterin unter 300 mg zu halten. Laut Nationaler Verzehrsstudie II sieht die Realität beim männlichen Geschlecht anders aus: Der Mann nimmt durchschnittlich täglich 352 mg Cholesterin über die Nahrung auf, bei Frauen sind es 254 mg.

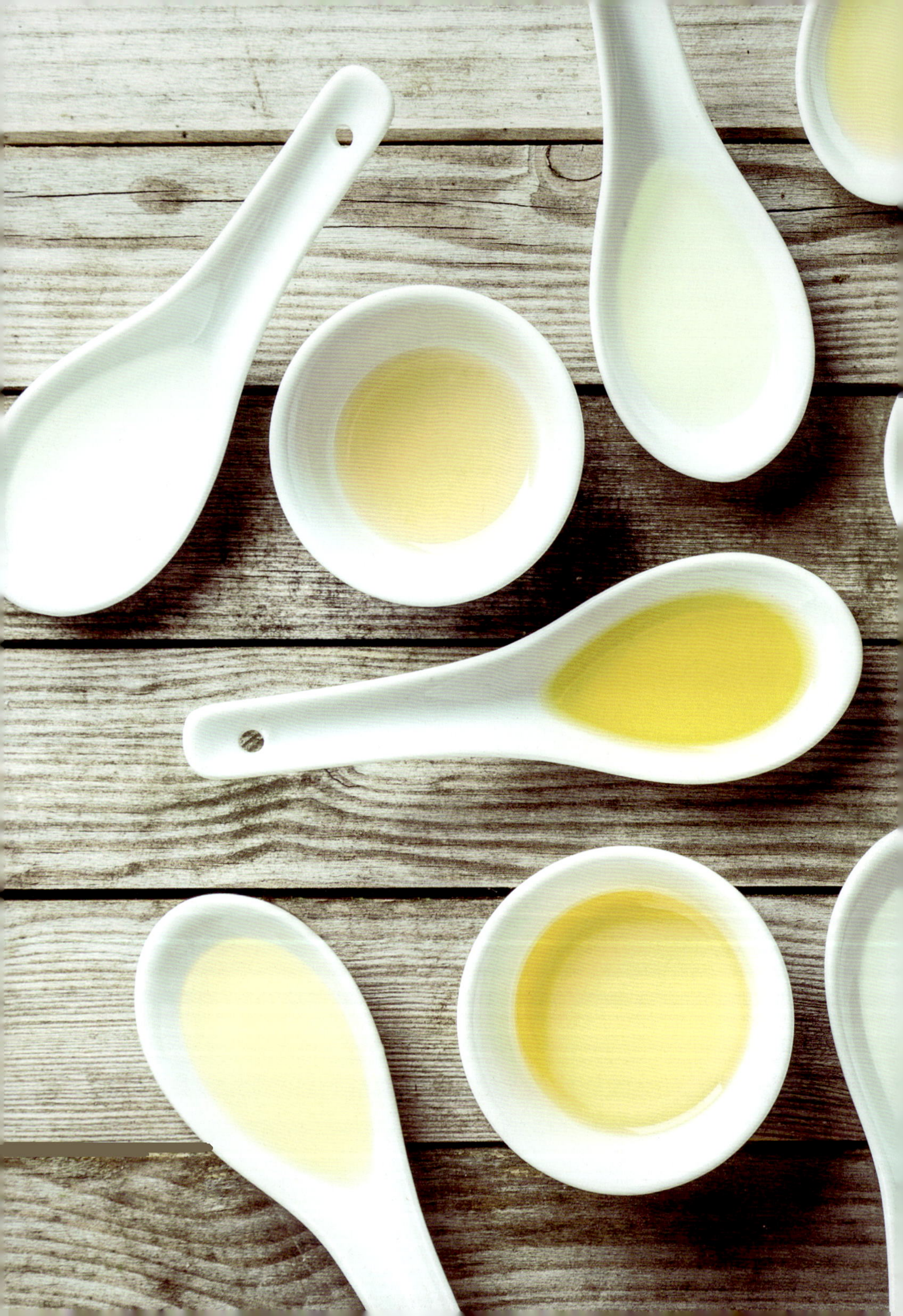

SO MACHT FETT GESUND

Neue Studien zeigen, wie die richtige Auswahl an Fetten Herz und Kreislauf unterstützen, dem Gedächtnis auf die Sprünge helfen und sogar Übergewicht reduzieren kann. Auch hinsichtlich Diabetes, Hautproblemen, Demenz und Alzheimer sowie Krebserkrankungen spielen gesunde Fette eine Schlüsselrolle. Bei Nahrungsmittelallergien könnte eine fettschlaue Ernährung ebenfalls hilfreich sein. Es zeigt sich immer mehr, dass Fett nicht krank oder dick macht, sondern dass die richtigen Fette uns sogar richtig fit machen und unser Leben verlängern können.

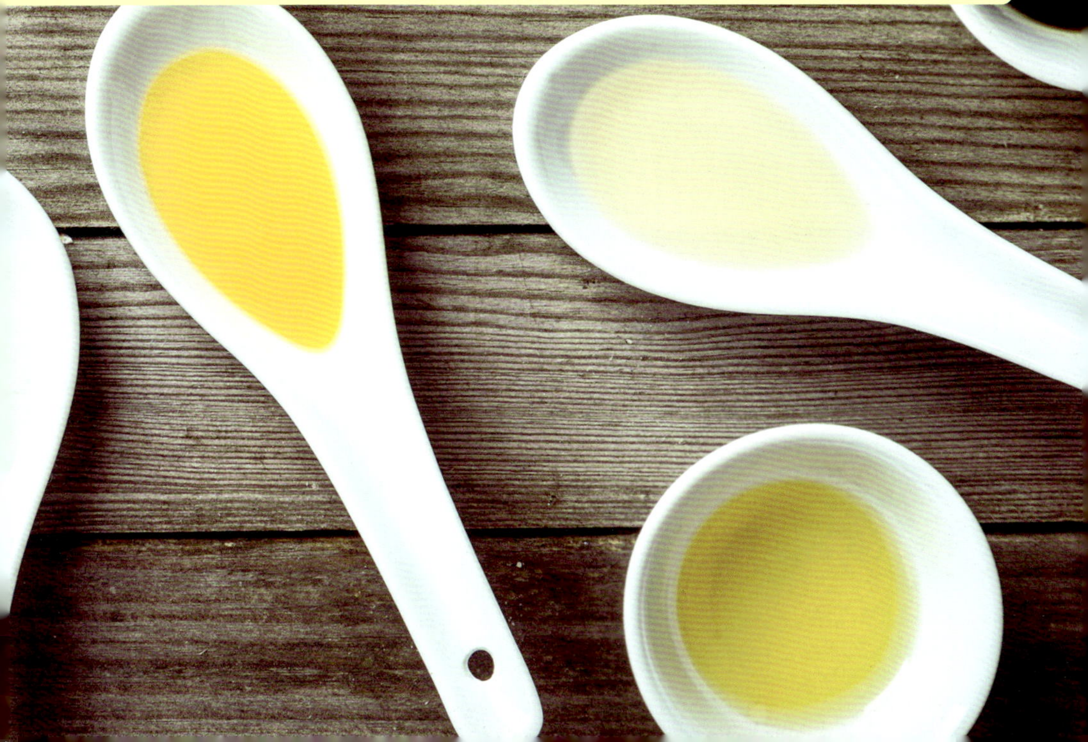

Überraschend heilsame Einflüsse

In Maßen essen und die richtigen Fette verwenden – ein Gesundgeheimnis der über 100-Jährigen.

Haben Sie schon mal darüber nachgedacht, was der größte Schatz eines Menschen ist? Es ist nicht Reichtum, sondern ein langes Leben bei bester Gesundheit. Fragt man über 100-Jährige nach ihrem Geheimnis für ein gesegnetes Alter ohne schwere Krankheiten, dann lautet deren Antwort: In Maßen essen und die richtigen Lebensmittel auswählen.

Zu den wichtigsten Lebensmitteln zählen etwa bei über 100-Jährigen aus der Mittelmeerregion in der Regel das Olivenöl, und bei den ältesten Menschen in Japan fehlt niemals Seefisch. Viele Krankheiten lassen sich offensichtlich mit der richtigen Auswahl und Mischung von Lebensmitteln und insbesondere Fett verhindern oder behandeln. So auch das Ergebnis einer Fünf-Länder-Studie aus dem Jahr 2020, die in der britischen Zeitschrift *Gut (engl. = Darm)* veröffentlicht wurde. Eine Ernährungsweise mit viel Obst, Gemüse, Nüssen, Hülsenfrüchten, Olivenöl und Fisch, aber wenig rotem Fleisch und gesättigten Fettsäuren schenkt uns demnach ein langes Leben.

Jede Zelle braucht Fett

Um das Fett aus der Nahrung nutzen zu können, muss es unser Körper mithilfe von Enzymen aufspalten. Enzyme treiben wichtige biochemische Reaktionen in den Körperzellen an. So setzen sie Stoffe zu anderen Stoffen um und spalten große Moleküle auf in kleinere Einheiten.

Die Fettverdauung beginnt teilweise bereits im Mund mit der Freisetzung des Enzyms Zungengrundlipase. Dieses spaltet nur einen kleinen Teil der Fette. Der Hauptteil der Fettverdauung findet im Dünndarm statt, und zwar mithilfe von Gallensäuren und weiteren Lipase Enzymen aus dem Verdauungssaft der Bauchspeicheldrüse. Befindet sich fettreicher Nahrungsbrei im Dünndarm schüttet die Gallenblase ihre gespeicherte Gallensäure aus.

Diese emulgiert wie ein Spülmittel die Fette in kleine Tröpfchen auf. So vergrößert sich die Oberfläche der fetthaltigen Nahrung und die Enzyme aus der Bauchspeicheldrüse haben eine größere Angriffsfläche.

Sie spalten das Fett in seine Grundbausteine auf, die als kleine Fettkügelchen – Mizellen genannt – von der Dünndarmschleimhaut aufgenommen werden können, um schließlich weiter in das Lymphsystem und die Zellen unseres Körpers zu gelangen. Fachleute nennen das Resorption.

Jede einzelne Zelle braucht Fett. Das richtige Fett kann den Organismus auf gesund programmieren und gefährliche entzündliche Prozesse hemmen, die das Risiko für Herz-Kreislauf-Erkrankungen, Arthrose oder auch chronische Schmerzprozesse erhöhen. Auch verlängert Fett die Passage des Nahrungsbreis durch den Magen-Darm-Trakt und verbessert damit die Verdauungstätigkeit, was z. B. auch weniger Bauchweh nach dem Essen bedeuten kann.

Magen-Darm-Beschwerden und Verdauung

Die Verdauung und das Zusammenspiel von Speiseröhre, Magen und Darm bilden in unserem Körper generell ein empfindliches System, in dem die Muskulatur und die Nerven des Magen-Darm-Trakts sowie die beteiligten Organe exakt aufeinander abgestimmt sein müssen, um präzise arbeiten zu können. Es in Balance zu halten, heißt auch die richtige Mischung an Nährstoffen zu sich zu nehmen. Neben äußeren Einflüssen wie negativem Stress oder psychischer Belastung können auch die Inhaltsstoffe aus der Nahrung selbst das Gleichgewicht stören.

Die Folgen sind beispielsweise Bauchschmerzen, ein Blähbauch, Durchfall oder Verstopfung sowie Sodbrennen. Seit der

Eine extrem fettarme Ernährung bringt das Verdauungssystem ebenso aus dem Takt wie extrem fettiges Essen.

Verteufelung von Fett in den 1960er- und frühen 1970er-Jahren haben solche Beschwerden zugenommen. Der Grund: Eine extrem fettarme Ernährung bringt unsere Verdauung genauso aus dem Rhythmus wie eine extrem fettige und süße Ernährung.

Um Magen-Darm-Beschwerden zu reduzieren, sollte möglichst auch nicht zu üppig gegessen werden. In der Regel reichen drei Mahlzeiten am Tag aus. Sollten Sie davon nicht ausreichend satt werden, können Sie um kleinere Zwischenmahlzeiten erweitern, statt die Portionsgröße der Hauptgerichte zu vergrößern.

Was macht nun der Nahrungsbestandteil Fett dabei? Bei einer fettarmen Mahlzeit rutscht der Speisebrei wesentlich schneller durch Magen und Darm. Bei kurzer Verweildauer fehlt allerdings die Zeit, den Nahrungsbrei im Magen richtig anzudauen. Dadurch ist er für den Dünndarm schwerer verträglich. Der Speisebrei hat dann meistens einen zu hohen Anteil an Kohlenhydraten, dies kann schnell zu einer Übersäuerung führen. Im Magen sprechen wir von einer Übersäuerung, wenn zu viel Magensäure (Salzsäure) produziert wird und die Magenschleimhaut den Schutz der Magenwand nicht mehr gewährleisten kann.

Eine anhaltende Übersäuerung des Magens kann einen Reflux auslösen. Es handelt sich dabei um einen krankhaften Rückfluss des sauren Mageninhaltes in die Speiseröhre. Der Schließmuskel zwischen Magen und Speiseröhre, der das eigentlich verhindert, ist oft zu schwach. Genaue Ursachen kennt man hierfür zwar nicht, doch falsche Essgewohnheiten, hoher Nikotin-, Alkohol- und Kaffeekonsum sowie Übergewicht und Stress gelten in der Medizin als anerkannte Auslöser.

Um ganz oder teilweise ohne Säureblocker auszukommen, sollten Menschen mit Reflux eine extrem fettarme wie auch eine sehr fetthaltige Ernährung vermeiden.

Vollfett oder fettreduziert?

Lange Zeit waren fettarme Milchprodukte beliebt. Heute weiß man, wer sich bewusst für Milchprodukte mit 3,5 oder 3,8 Prozent Fett entscheidet, lebt magendarmfreundlicher. Gleiches gilt für die Wahl von Speisequark mit 20 Prozent Fett gegenüber einem Magerquark. Auch Käse sollte mit einem Fettgehalt von 45 Prozent Fett in der Trockenmasse (i. Tr.) gegessen werden.

Vollfettprodukte sind in der Regel für den Darm gesundheitsförderlicher als fettarme Milchprodukte.

Hintergrund ist, dass Milchfett leicht aus dem Dünndarm resorbiert werden kann, da es nicht nur langkettige Fettsäuren, sondern auch kurz- und mittelkettige enthält. Letztere können sich in Wasser lösen und daher direkt über die Pfortader aufgenommen und zur Leber – unserem wichtigsten Stoffwechselorgan – weitergeleitet werden. Im Unterschied zu langkettigen gesättigten Fettsäuren beeinflussen sie den Cholesterinspiegel nicht (siehe Seite 15).

Dass unabhängig davon Pommes, Pizza, Cheeseburger und andere ungesunde Fettbomben bei Magen-Darm-Beschwerden sicherlich keine gute Wahl sind, dürfte selbstredend sein.

Reizmagen und Reizdarm

Dieses Krankheitsbild beschäftigt die medizinische Welt bereits seit über 100 Jahren. Laut Barmer-Arztreport 2019 leiden rund elf Millionen Menschen in Deutschland an einem nervösen Darm mit Blähungen und einem charakteristischen Rumoren im Magen-Darm-Trakt. Zwar ist das nicht unmittelbar gefährlich, doch aufgrund der Beschwerden ist die Lebensqualität der Betroffenen meist stark eingeschränkt. Wichtig: Von einem Reizmagen oder Reizdarm ist in der Medizin nur die Rede, wenn für die Beschwerden organische Ursachen wie beispielsweise Störungen im Gallensäurestoffwechsel ausgeschlossen wurden (siehe Seite 24).

Neu beim Reizdarm ist, den bewährten Therapieansatz für FODMAP-arme Lebensmittel mit Fett in ausreichender Menge zu erweitern. Hinter den sechs Buchstaben FODMAP stehen bestimmte Fachbegriffe: fermentierbare Oligosaccharide, Disaccharide, Monosaccharide und Polyole. Sie stehen jeweils für verschiedene Arten von Kohlenhydraten, wie man sie etwa in Nudeln, Weißbrot oder Süßigkeiten findet. Solche FODMAP-reichen Lebensmittel sollten beim Reizdarm gemieden bzw. deutlich reduziert werden. Zu den FODMAP-armen Lebensmitteln zählen etwa Zwiebelgewächse, Kohlgemüse wie auch Weizen, Trockenfrüchte oder Milch.

Allen Kohlenhydraten gemeinsam ist, dass sie vergärbar sind. Das bedeutet, dass sie während der Verdauung verstärkt Gase produzieren. Die Gasproduktion steigt an, wenn durch fettfreies oder sehr fettarmes Essen die Verdauung beeinträchtigt ist. Zu den Folgen gehören die beschriebenen Beschwerden. Die vielversprechende Kombination FODMAP-armer Lebensmittel mit einer ausreichenden Menge guter Fette – z. B. Streichfett auf dem Brot – kann deswegen Reizdarmbeschwerden lindern.

Die warme Hauptmahlzeit des Tages sollte einen Esslöffel guten Speiseöls enthalten, das entspricht zehn Gramm Fett.

Tipp: FODMAP-arme Gemüsegerichte ohne oder nur mit einem Teelöffel hochwertigen Speiseöls sind zu fettarm, um optimal am richtigen Ort verdaut zu werden. Eine warme Mahlzeit sollte daher pro Person mindestens einen *Esslöffel* Öl und gerne auch ein wenig Käse enthalten.

Störungen im Gallensäurestoffwechsel

Gallensäuren werden wie eingangs beschrieben in der Leber aus Cholesterin gebildet. In der Gallenblase werden sie gesammelt und bei Bedarf für die Fettverdauung in den oberen Dünndarm abgegeben. Normalerweise verfügt der Körper über einen Gallensäurepool von etwa vier bis fünf Gramm, nur 0,5 Gramm werden pro Tag über den Stuhl ausgeschieden.

Störungen des Gallensäurestoffwechsels machen oft Beschwerden, die auch für den Reizdarm typisch sind: z. B. Blähungen, Verstopfung oder Durchfall. Umso wichtiger ist die genaue ärztliche Abklärung. Bei einem Gallensäureverlust-Syndrom wird beispielsweise vermehrt Gallensäure mit dem Stuhl ausgeschieden. Ursachen können eine Lebererkrankung, Gallensteine bis hin zu Tumoren sein.

Für die Ernährung bei Gallensäureverlust-Syndrom sind MCT-Fette ratsam (medium-chain triglycerides, engl. = mittelkettige Triglyceride). Es handelt sich dabei um mittelkettige Fettsäuren wie Capron-, Capryl-, Caprin- und Laurinsäure. In der Natur kommen sie nicht in reiner Form vor und werden in der Regel aus Kokos- oder Palmkernfett gewonnen. Aufgrund ihrer kürzeren Fettsäurelänge sind diese Fette ohne Gallensäuren verstoffwechselbar.

Übergewicht und Adipositas

Jeder kennt den Satz: „Fett macht fett." So eingehend er auch ist, so falsch ist er nun mal auch. Nicht das Fett als solches macht uns fett, sondern, wie bereits beschrieben, eine insgesamt hochkalorische Ernährung mit einem hohen Anteil an Kohlenhydraten. Auch die Nurses' Health Study, eine der größten und umfassendsten Studien zum Thema Ernährung, spiegelt das wider. Sie untersucht seit 1976 das Essverhalten amerikanischer Krankenschwestern, seit 1989 erweitert um den Lebensstil und seit 2010 erweitert um die Aufnahme von Männern als Probanden – mit heute mehr als 280.000 Teilnehmern insgesamt. Betrachtet werden die Zusammenhänge zwischen Essgewohnheiten und Körpergewicht sowie einem Diabetesrisiko wie auch anderen ernährungsabhängigen Krankheiten.

Seit den 1970er-Jahren ist auch bei uns die Anzahl der Übergewichtigen und adipösen, fettleibigen Menschen rasant angestiegen. In Deutschland sind mehr als die Hälfte der Erwachsenen übergewichtig, fast jeder Vierte ist adipös. Und in allen Lebensstilstudien wie auch der Nurses' Health Study kommt klar heraus, dass der Bewegungsmangel im modernen Alltag durch die vielen sitzenden Tätigkeiten zu einem im Vergleich zur aufgenommenen Nahrungsmenge sehr viel niedrigerem Energiebedarf führt.

Der Verzicht auf schnell verfügbare Kohlenhydrate in der Ernährung verhindert Heißhungerattacken.

Durch die beschriebene Verteufelung von Fett in den vergangenen Jahrzehnten essen wir zwar deutlich weniger Fett als etwa vor 50 Jahren, doch schlanker – und gesünder – sind wir nicht. Es wird viel zu viel Zucker und Stärke in Form von Getränken wie Limos, Süßigkeiten, Kuchen, Weiß- und Toastbrot gegessen. Daraus resultierende überschüssige Kalorien werden in Fett umgewandelt.

Schnell verfügbare Kohlenhydrate erhöhen den Blutzuckerspiegel und die Konzentration Hunger anregender Hormone.

Dies bestätigt eine von Fachleuten als Kohlenhydrat-Insulin-Modell bezeichnete Reaktion: Eine hohe glykämische Last – also eine Mahlzeit mit einem hohen Anteil an schnell verfügbaren Kohlenhydraten, die rasch ins Blut gelangen – sorgt dafür, dass die Ausschüttung des Speicherhormons Insulin zunimmt. Dies hat verschiedene Folgen: Es kommt zu einem stark schwankenden Blutzuckerspiegel und z. B. zu Heißhungerattacken mit einem starken Hungergefühl. Um abnehmen zu können, sollte deshalb auf eine Ernährung mit weniger schnell verfügbaren Kohlenhydraten umgestiegen werden.

Das Experiment: Studentenmenü

Um zu überprüfen, ob das Kohlenhydrat-Insulin-Modell tatsächlich zur Entstehung von Übergewicht beiträgt und körperliche Reaktionen von Kalorienverbrennung auf Kalorienspeicherung in Form von Körperfett umstellt, hat die Framingham State University in Massachusetts eine Studie durchgeführt. 164 übergewichtige Probanden konnten die Wissenschaftler David Ludwig und Cara Ebbeling hierfür gewinnen.

Ein Drittel erhielt in der Unimensa während der fünfmonatigen Studienzeit Mahlzeiten mit einem hohen Kohlenhydratanteil (60 Prozent), ein Drittel mit einem mittleren Kohlenhydratanteil (40 Prozent) und das letzte Drittel Speisen mit einem geringen Kohlenhydratanteil (20 Prozent). Der Proteinanteil lag für alle Studiengruppen bei 20 Prozent, der verbleibende Restanteil wurde jeweils mit Fetten aufgefüllt. Die Ergebnisse bestätigten, dass bei insgesamt gleicher Energiezufuhr Fett der bessere Schlank- und Sattmacher als Kohlenhydrate war.

Durch die geringere Insulinausschüttung in der Gruppe mit nur geringem Kohlenhydratanteil kam es außerdem zu einer geringeren Ausschüttung des Hungerhormons Ghrelin, das uns Appetit signalisiert. Auch das Fettspeicherhormon Leptin war bei den Probanden mit weniger Kohlenhydraten in wesentlich geringerer Konzentration nachweisbar.

Die Studienleiter meinen: Konkret könnte ein 100 Kilo schwerer und 1,80 Meter großer Mann bei einer gleichbleibenden Kalorienzufuhr allein durch die Umstellung von Kohlenhydraten auf gesunde Fette in der Ernährung innerhalb von drei Jahren zehn Kilogramm Körpergewicht verlieren – ohne dabei zu hungern.

Neben der Gesamtkalorienmenge ist die Kombination der Nährstoffe entscheidend.

Ölwechsel für die dünnen Dicken

Dünne Dicke – auch TOFIs genannt (thin outside, fat inside, engl. = dünn äußerlich, innen fett) – wirken äußerlich schlank, was aber nicht gleichzeitig gesund bedeutet. Ihr Körpergewicht ist im Verhältnis zur Körpergröße zwar im Normbereich, doch ihre Körperzusammensetzung besteht nur zu einem geringen Anteil aus Muskelmasse, dafür aber im Verhältnis betrachtet aus einem erhöhten Anteil an Fettmasse. Zu dieser Gruppe gehören vor allem Schreibtischtäter, die sich oft auch nicht oder wenig in ihrer Freizeit bewegen. Besonders auffällig ist, dass sie Fett als sogenanntes viszerales Fett im Bauchraum ablagern. Oft als Ergebnis eines ungünstigen Lebensstils mit viel Fast Food und damit gesättigten Fetten, Transfettsäuren und Zucker.

Das Fett im Bauchraum ist buchstäblich brandgefährlich, da es sehr entzündungsaktiv ist. In schweren Fällen lagert es sich

Menschen mit Fettdepots im Bauchraum profitieren vom Ölwechsel in der Küche – ein Muss: Leinsamen und Pflanzenöle.

auch um und in Organen ab: Etwa Leber, Bauchspeicheldrüse und Nieren können verfetten, aber auch außerhalb des Bauchraums beispielsweise das Herz. Verfettete Organe können in ihren Funktionen stark eingeschränkt und so der gesamte Körper in Mitleidenschaft gezogen werden.

Tipp: Dünne Dicke profitieren sehr gut von einem Austausch der Nahrungsfette. Einfach ungesättigte Fettsäuren aus Nüssen, Samen, Olivenöl und Avocados sollten dabei täglich auf dem Speiseplan stehen. Bratwurst, Leberkäse und Co. sollten mindestens einmal pro Woche gegen Omega-3-Fettsäuren aus fettreichen Kaltwasserfischen (Lachs, Hering, Makrele) ausgetauscht werden. Ein tägliches Muss gegen entzündliche Prozesse aus zu viel Fett im Bauchraum: Leinsamen und Pflanzenöle (Lein,- Walnuss-, Hanf- und Rapsöl). Pro Mahlzeit ist z. B. ein Esslöffel hochwertiges Öl über Salat, Gemüse oder im Joghurt ideal.

Ungesättigte Fettsäuren: Gut bei Diabetes

Typ-2-Diabetes ist keine Frage des Alters, auch immer mehr Kinder und Jugendliche sind betroffen.

In Deutschland leben aktuell laut Deutscher Diabetes Hilfe e.V. mindestens acht Millionen Menschen mit Diabetes und täglich kommen 500 Neuerkrankungen hinzu. Mehr als 90 Prozent leiden unter einem Typ-2-Diabetes, auch unter den Namen Altersdiabetes bekannt. Dabei ist das Wort Altersdiabetes heutzutage fehl am Platz: Noch in den 1970er-Jahren trat der Typ-2-Diabetes ausschließlich bei der älteren Bevölkerung auf, heute diagnostiziert schon der Kinderarzt bei Schulkindern einen Diabetes vom Typ 2. Seit 1998 ist die Zahl der Diabetiker um 24 Prozent angestiegen.

Diabetes Typ 2 ist von einem Diabetes Typ 1 zu unterscheiden, bei dem die Bauchspeicheldrüse kein Insulin mehr produziert. Bei Letzterem handelt es sich um eine Autoimmunerkrankung, das heißt: Das Immunsystem attackiert die körpereigene Insulinproduktion. Die dafür wichtigen Betazellen der Bauchspeicheldrüse werden zerstört und Betroffene müssen ein Leben lang Insulin zuführen.

Bei Typ-2-Diabetes wird zwar Insulin produziert, seine Wirkung ist aber vermindert. Bei einem gesunden Menschen öffnet das Speicherhormon Insulin wie ein Schlüssel die Zelle. So kann der Zucker – die Glukose – aus dem Blut in das Zellinnere gelangen. Passt aber Insulin nicht mehr richtig ins Schloss, kommen die Glukose und damit die Energie nicht mehr in die Zellen hinein. Diese verminderte Wirkung des Insulins wird als Insulinresistenz bezeichnet, der Blutzuckerspiegel bleibt hoch und schadet dem Körper. Ursachen sind meist eine unausgewogene Ernährung mit zu viel schnell verfügbaren Kohlenhydraten, kombiniert mit Übergewicht, einem Mangel an Bewegung und Schlaf sowie negativem Stress.

Jede Zellwand ist ein Gerüst aus verschiedenen Fettsäuren: Die ungesättigten Fettsäuren sorgen für gut funktionierende Schlösser. Pflanzliche Öle wie Olivenöl und Rapsöl, aber auch Nüsse und Fische, wie z. B. Lachs, Makrele und Hering, enthalten davon reichlich. Sie sind daher günstig für Diabetiker.

Glukose kann mit ihrer Hilfe wesentlich leichter in die Zellen gelangen. Der Blutzuckerspiegel kann also mit ungesättigten Fettsäuren besser reguliert werden als bei einer Ernährung ohne oder mit den falschen Fetten. Neuere Studien belegen, dass vor allem eine gute Versorgung mit den Omega-3-Fettsäuren DHA und EPA (siehe Seite 36) den Langzeitblutzuckerwert (HbA1C) verbessern kann. In verschiedenen Untersuchungen reduzierte beispielsweise der Konsum von täglich 80 Gramm Lachs oder zwei Portionen Fisch pro Woche das Diabetesrisiko um 20 Prozent.

> Je besser die Versorgung mit Omega-3-Fettsäuren, umso geringer ist das Risiko, an Diabetes zu erkranken.

Wichtig: Transfettsäuren sind hingegen kontraproduktiv, denn sie verstopfen buchstäblich die Schlösser und beeinträchtigen so die Schlüssel-Schloss-Funktion von Insulin negativ.

Herz und Kreislauf

Unser Herz-Kreislauf-System verfügt über Blutgefäße mit ca. 140.000 Kilometern Länge – das ist eine Strecke, die mehr als dem dreifachen Erdumfang entspricht. Dennoch passt diese Länge an Blutgefäßen in unseren Körper! Unser Herz sowie auch alle anderen Organe können nur perfekt funktionieren, wenn diese lebensnotwendigen Verkehrsstraßen wenig bis gar nicht beschädigt sind. Und wenn es keine Verschlüsse gibt.

40 Prozent aller Sterbefälle sind auf Herz-Kreislauf-Erkrankungen zurückzuführen.

Insgesamt etwa 40 Prozent aller Sterbefälle beruhen auf Herz-Kreislauf-Erkrankungen als führende Todesursache in Deutschland. Die Ergebnisse verschiedener Studien konnten zeigen, dass Bewohner der Mittelmeerländer ein fünfmal niedrigeres Herzinfarktrisiko haben als die Nordeuropäer. Erklärt wird dies mit dem wesentlich höheren Verbrauch an Olivenöl und dem vergleichsweise geringeren Verzehr an Fleisch und Wurst.

Griechenland liegt mit einem Pro-Kopf-Verbrauch von etwa 15 Liter Olivenöl pro Jahr deutlich über dem europäischen

Olivenölkonsum (2016): Die Mittelmeerländer sind die größten Nutzer, vor allem Griechenland mit ca. 15 Litern pro Kopf und Jahr.

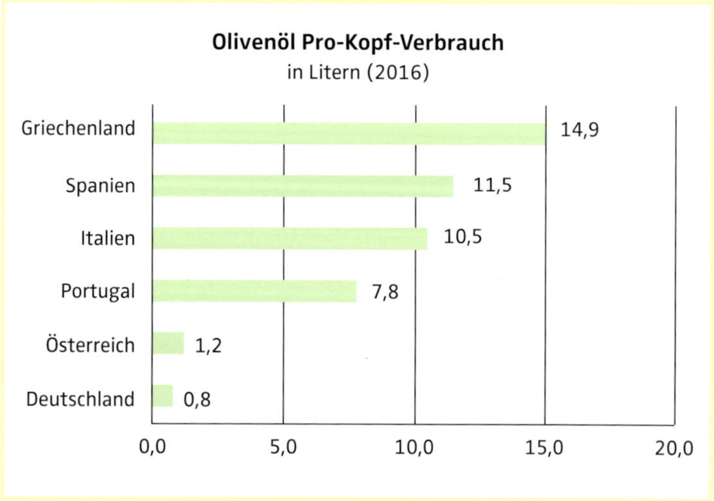

Quelle: www.essential-foods.de

Durchschnitt. In Italien und Spanien liegt der Verbrauch bei über zehn Litern. Obwohl der Olivenölverbrauch in Deutschland jährlich steigt, liegt er hierzulande bei nur knapp einem Liter pro Kopf. Demgegenüber sinkt unser Fleischkonsum nur auf hohem Niveau: Es werden jährlich noch etwa 60 Kilogramm Fleisch pro Person verzehrt.

Unser Essverhalten führt dazu, dass sich gesättigte Fette aus dem hohen Fleisch- und Wurstkonsum in den Blutgefäßen ablagern. Die gesundheitsfördernden, einfach ungesättigten Fettsäuren sowie Vitamin E und sekundäre Pflanzenstoffe aus Olivenöl werden dagegen nicht in ausreichender Menge verzehrt, um krankmachende Gefäßablagerungen schon im frühen Stadium zu beseitigen.

Ölsäure macht die Gefäße fit

Um so gesund wie die Mittelmeerländer zu leben, sollten wir unseren Olivenölkonsum deutlich steigern. Das leicht grün schimmernde Öl enthält um die 70 Prozent einfach ungesättigte Fettsäuren. Der Hauptvertreter ist die Ölsäure. Ihr wird zugeschrieben, dass sie dazu beiträgt, den Blutdruck zu senken und die Blutgefäße gesund zu erhalten.

Ihr positiver Einfluss vor allem auf die Blutfettwerte ist der Tatsache zu verdanken, dass sie das gute HDL-Cholesterin (high densitiy lipoprotein, engl. = Lipoprotein hoher Dichte) im Körper erhöht und das negative LDL-Cholesterin senkt. LDL (low density lipoprotein, engl. = Lipoprotein niederer Dichte) ist ein Cholesterin, das sich an die Arterienwände ablagern und so zum Risikofaktor für unsere Gefäße werden kann.

Eine wichtige Rolle übernehmen auch die sogenannten sekundären Pflanzenstoffe und das Vitamin E im Olivenöl. Unter den Pflanzenstoffen ist das Oleuropein am besten erforscht: Es kann vor Herzrhythmusstörungen schützen, erweitert die Blutgefäße und senkt somit einen zu hohen Blutdruck.

> Sekundäre Pflanzenstoffe wie Oleuropein in Olivenöl schützen vor einem Herzinfarkt.

100 Milliliter Olivenöl enthalten auch einen hohen Wert von etwa elf Milligramm Vitamin E. Das Vitamin ist Bestandteil der Membranen aller Körperzellen. Es wirkt als Antioxidans, das heißt, es schützt vor der Schädigung durch aggressive Moleküle, die fortlaufend durch die verschiedenen Stoffwechselprozesse entstehen und auch freie Radikale genannt werden. Zudem entstehen sie durch äußere Einflüsse wie Stress, UV-Strahlung, Umweltgifte oder Alkohol- und Tabakkonsum.

Herzschutz: Walnüsse und Erdnüsse

Auch Nüsse haben einen positiven Einfluss, wie die schon erwähnte Nurses' Health Study bestätigte. Demnach schützen Walnüsse und Erdnüsse besonders gut davor, Herz-Kreislauf-Erkrankungen zu entwickeln: Wer zwei- bis dreimal pro Woche 20 bis 30 Gramm Walnüsse isst, senkt sein Risiko um 19 Prozent, die Wahrscheinlichkeit einer koronaren Herzkrankheit reduziert sich um 21 Prozent. Bei einer koronaren Herzkrankheit, kurz KHK, sind die wichtigen Koronararterien verengt. Die Herzkranzgefäße werden nicht mehr ausreichend mit Sauerstoff versorgt.

Auf die Nuss gekommen: 20 bis 30 Gramm täglich entwickeln eine Schutzfunktion für unser Herz.

Der Verzehr von zwei ähnlich großen Portionen ungesalzenen Erdnüssen pro Woche reduziert das Risiko für Herz-Kreislauf-Erkrankungen immerhin um 13 Prozent bzw. für eine koronare Herzkrankheit um 15 Prozent. Auch andere Nussarten sind sinnvoll (siehe Seite 70). Verzichten Sie daher auf Chips, Gummibärchen und Co. zugunsten der kernigen Helfer.

Fisch und Fischöl

Auch eine fischreiche Ernährung senkt das Risiko, an einer koronaren Herzkrankheit zu versterben. Grönlandeskimos ernähren sich beispielsweise sehr fettreich mit vorwiegend Fisch, Robben- und Walfleisch, sterben aber äußerst selten an KHK.

Bereits in den 1970er-Jahren stellten dänische Forscher die Hypothese auf, dass sich dieses Phänomen durch den hohen Anteil von Omega-3-Fettsäuren im Essen der Eskimos erklärt. Mittlerweile gibt es eine Vielzahl von Studien zum Thema Fisch- und Fischölverzehr in Zusammenhang mit kardiovaskulären Erkrankungen. Die DART-Studie (diet and reinfarction trial, engl. = Diätversuch und Reinfarkt) untersuchte 1989 den Einfluss einer vorsorglichen Ernährungsumstellung bei mehr als 2000 männlichen Teilnehmern, die kürzlich einen Herzinfarkt erlitten hatten. In der Gruppe, deren Teilnehmern eine fischreiche Ernährung empfohlen wurde, sank die Sterblichkeit nach dem Herzinfarkt innerhalb von zwei Jahren um bis zu 33 Prozent.

In einer anderen Studie (GISSI-Prevenzione-Studie) mit 11.324 Herzinfarktpatienten nahm die eine Hälfte täglich 850 Milligramm Omega-3-Fettsäuren in Form von Fischölkapseln und 300 Milligramm Vitamin E, die andere Hälfte der Studienteilnehmer keines von beidem. Nach 3,5 Jahren hatten die Patienten, die Fischölkapseln und Vitamin E einnahmen, das relative Risiko für einen Tod aufgrund eines Herzgefäßleidens um 30 Prozent gesenkt.

Tipp: Fettfische wie Lachs, Hering, Makrele oder Thunfisch aus kalten Gewässern einer ökologischen Fischzucht haben einen hohen Anteil an den Omega-3-Fettsäuren DHA und EPA. Zwei Fischmahlzeiten pro Woche können daher zu einer ausreichenden Versorgung mit Omega-3-Fettsäuren beitragen, die gesundheitsfördernden Wirkmechanismen sind vielfältig:

- antiarrhythmisch (gegen Herzrhythmusstörungen)
- antiatherosklerotisch (Verhindern von Gefäßablagerungen)
- antithrombotisch (Verhindern von Blutgerinnseln)
- antientzündlich
- verbesserte Funktion des Endothels (Innenauskleidung der Gefäße)
- blutdrucksenkend

> Lachs, Hering oder Makrele verfügen über einen hohen Anteil an den wertvollen Omega-3-Fettsäuren DHA und EPA.

Magerfische wie Seelachs, Kabeljau, Scholle und Rotbarsch sind demgegenüber übrigens fettarm, liefern also nur wenig Docosahexaen- und Eicosapentaensäure.

Fischöl oder Algenöl?

Für Vegetarier finden wir vermehrt Algenöle auf dem Markt, die ähnlich wie Fischöle hergestellt werden und auch über ein ähnliches Fettsäuremuster verfügen. Sowohl Nahrungsergänzungsmittel mit Fischöl als auch mit Algenöl können dazu beitragen, den Körper mit nennenswerten Mengen an Omega-3-Fettsäuren zu versorgen. Nicht nur in der Prävention von Herzerkrankungen, sondern z. B. auch in Situationen mit einem erhöhten Bedarf wie in der Schwangerschaft und Stillzeit.

Generell gilt: Alleine mit wertvollem Leinöl, Rapsöl oder Walnüssen lässt sich zwar der Bedarf an Omega-3-Fettsäuren deutlich verbessern. Doch um den vorherrschenden Überkonsum mit Omega-6-Fettsäuren sowie die daraus resultierende Schieflage auszugleichen, muss der Konsum von fetthaltigem Junk- und Fastfood sowie Keksen, Kaffeeteilchen und Salzigem wie Chips, Flips und Co. deutlich reduziert werden.

Arthrose und Rheuma

Im Volksmund werden die Krankheitsbegriffe Arthrose und Rheuma oft synonym gebraucht, doch Rheuma ist ein Oberbegriff für eine Vielzahl von Erkrankungen. Die Weltgesundheitsorganisation (WHO) definiert Rheuma als Erkrankungen, die überwiegend am Bewegungsapparat auftreten und fast immer mit Schmerz, häufig auch mit Bewegungseinschränkungen verbunden sind. Dabei erfolgt eine Einteilung in vier Hauptgruppen:

- entzündlich-rheumatische Erkrankungen (z. B. rheumatoide Arthritis)
- degenerative Gelenk- und Wirbelsäulenerkrankungen (z. B. Arthrose)
- weichteilrheumatische Erkrankungen (z. B. Fibromyalgie) und
- Stoffwechselerkrankungen mit rheumatischen Beschwerden (z. B. Gicht)

Mehr als elf Millionen Deutsche leiden unter diesen Erkrankungen. Eine Änderung des Lebensstils und der Genuss der richtigen Fette können Rheumabeschwerden lindern. Insbesondere die rheumatoide Arthritis kann durch eine Diät mit überwiegend entzündungshemmenden Lebensmitteln helfen, dabei spielen Nahrungsfette eine entscheidende Rolle.

Zu den Erkrankungen des rheumatischen Formenkreises gehören über 100 verschiedene Krankheitsbilder.

Vorsicht, Arachidonsäure!

Die rheumatoide Arthritis (RA) ist eine chronisch entzündliche Gelenkerkrankung, die meist die von der Körpermitte entfernt liegenden Gelenke – beispielsweise der Hände – betrifft. Durch die chronische Entzündung der Gelenkinnenhäute werden schließlich die Gelenkknorpel und angrenzende Knochen zerstört. Die Patienten fühlen sich oft kraftlos und müde.

In puncto Ernährung scheint der Verzehr von Fleisch das Krankheitsrisiko zu erhöhen, während fetter Fisch sowie Raps-, Walnuss-, Hanf- und Leinöl es senken. Der Unterschied zwischen diesen beiden Lebensmittelgruppen liegt in den verschiedenen Fettsäuren.

In den letzten 20 Jahren gab es eine Vielzahl an Studien sowie Analysen, die zu folgenden Ergebnissen gekommen sind: Die nur in tierischem Fett enthaltene Arachidonsäure ist eine Vorstufe für entzündungsfördernde Botenstoffe wie Leukotriene und Prostaglandine. Arachidonsäure steckt in hoher Konzentration beispielsweise in Schweineschmalz, Speck und fettiger Wurst. Pflanzliche Lebensmittel enthalten keine Arachidonsäure.

Arachidonsäure wird im Körper zu Produkten umgebaut, die entzündungsfördernd wirken.

Die Omega-3-Fettsäuren EPA und DHA aus Fisch sind Gegenspieler der Arachidonsäure: Sie hemmen in den Gelenken den Stoffwechsel von Arachidonsäure zu entzündlichen Botenstoffen und sorgen des Weiteren dafür, dass im Körper entzündungshemmende Botenstoffe wie Resolvine und Protectine gebildet werden.

Auch die pflanzliche Omega-3-Fettsäure Alpha-Linolensäure (ALA) fördert die Produktion entzündungshemmender Botenstoffe wie auch die Bildung von gesundheitsförderndem EPA und DHA im Körper. Das funktioniert aber nur dann ausreichend gut, wenn demgegenüber der Anteil von Linolsäure (LA) – einem pflanzlichen Omega-6-Fett – deutlich kleiner in der Ernährung ist. Kurz: Zu viel Linolsäure blockiert die Umwandlung von Alpha-Linolensäure zu EPA und DHA. Eine Folge sind steigende Entzündungsprozesse.

Wichtig: Je besser die Balance zwischen Alpha-Linolen- und Linolsäure im Körper ist, umso besser der Schutzschild. Verwenden Sie beispielsweise eher Raps-, Hanf-, Walnuss- und Leinöl, die reich an Alpha-Linolensäure sind, und verzichten Sie auf Distel-, Sonnenblumen- und Maiskeimöl, die vergleichsweise viel Linolsäure liefern. Auch der Verzicht auf Wurst bringt häufig schon viel, da es zu einer reduzierten Aufnahme der schädlichen Arachidonsäure kommt.

Arachidonsäure in ausgewählten Lebensmitteln

LEBENSMITTEL (JE 100 g)	ARACHIDONSÄURE-GEHALT
Schweineschmalz	1700 mg
Suppenhuhn	700 mg
Schweineleber	570 mg
Hühnerragout	400 mg
Kalbskotelette	320 mg
Eigelb	297 mg
Leberwurst	230 mg
Fleischwurst	120 mg
Schweinefleisch	120 mg
Hühnerbrust	112 mg
Butter	110 mg
Hühnerei	70 mg
Rindfleisch	70 mg
Kalbfleisch	53 mg
gekochter Schinken (ohne Fett)	50 mg
Camembert (60 Prozent Fett)	34 mg
Schlagsahne	32 mg
Kuhmilch (3,5 Prozent Fett)	4 mg
Kuhmilch (1,5 Prozent Fett)	2 mg

Vegetarisch essen – Entzündungen reduzieren

Für Rheumapatienten gilt als wissenschaftlich gesichert, dass die Fettsäuren Eicosapentaensäure (EPA) und Docosahexaensäure (DHA) – als Kapseln eingenommen mit einer Menge von etwa zwei Gramm DHA und einem Gramm EPA am Tag – nach etwa

Die Omega-3-Fettsäuren EPA und DHA fördern bei Rheuma die Beweglichkeit und reduzieren Schmerzen.

drei Monaten die Schmerzen in den Gelenken reduzieren und die Beweglichkeit verbessern können. Besser hilft es, konsequent zweimal pro Woche fetten Seefisch wie Lachs, Makrele oder Hering zu essen.

Klinische Studien zeigen darüber hinaus auch unter einer vegetarischen Ernährung eine Besserung der Symptome, allerdings sind daraus resultierende positive Effekte erst nach etwa drei Monaten zu erwarten. Die Untersuchungen ergaben, dass die meisten Patienten im Verlauf von bis zu einem Jahr deutliche Verbesserungen verspürten.

Multiple Sklerose

Die Multiple Sklerose (MS) ist eine chronisch entzündliche Autoimmunerkrankung und betrifft das zentrale Nervensystem. Das Immunsystem greift dabei Nervenfasern an, was sich in unterschiedlichen Verlaufsformen – beispielsweise Sehstörungen, Gleichgewichtsproblemen oder Muskelschwäche – zeigen kann.

Von allen Nahrungsbestandteilen haben Fette wahrscheinlich den größten Einfluss auf die Funktionen unseres Immunsystems und damit auch auf das Krankheitsgeschehen bei Multipler Sklerose. Die starke Reduktion der beiden Omega-6-Fettsäuren Arachidonsäure und Linolsäure aus beispielsweise Fleischwaren und die hohe Zufuhr von EPA aus Fettfisch und ALA aus Lein- und Rapsöl helfen dagegen, die Entzündungsprozesse in den Nervenzellen zu minimieren.

Chronische Schmerzprozesse

Die richtige Ernährung hat in letzter Zeit immer mehr an Bedeutung auch bei Schmerzerkrankungen bekommen. Als einen wichtigen Aspekt bei der Schmerzentstehung hat man stille Entzündungen erkannt, die auch silent inflammations genannt werden.

Hierunter versteht man entzündliche Stoffwechselvorgänge im Körper, die einzelne Körperzellen und letztlich ganze Gewebepartien und Organe schädigen können.

Stille Entzündungen rauben nicht nur Energie, sondern können auch das Körpergewebe schädigen.

Neben oxidativem Stress durch eine hohe Ansammlung freier Radikale kommt es dabei zur Ausschüttung von entzündungsfördernden Botenstoffen wie den Leukotrienen und Prostaglandinen. Beide Vorgänge schädigen die Zellwände und können u. a. Zell- und Körperstrukturen auflösen.

Durch beispielsweise zuckerreiche Ernährung und ein Ungleichgewicht in der Fettzufuhr – insbesondere mit einem zu hohen Anteil an Omega-6-Fettsäuren wie Arachidon- oder Linolsäure – kommt es zum exponentiellen Voranschreiten dieser stillen Entzündungen. Beispiel: Der Verzicht auf Süßes wie Kuchen oder Kekse hilft in zweifacher Hinsicht, den Schmerzprozess einzudämmen: Der Körper erhält weniger Zucker, aber auch weniger Linolsäure, da Fertiggebäck meist mit Sonnenblumenfett (siehe Seite 68) hergestellt wird.

Eine wichtige Stellschraube, um körpereigene Heilkräfte zu unterstützen, ist eine Verbesserung des Fettsäureverhältnisses in der Ernährung. Die schmerzlindernde Wirkung von Leinöl (siehe Seite 62) mit einem sehr hohen Anteil an der Omega-3-Fettsäure Alpha-Linolensäure ist hier am besten untersucht. Eine Leinölkur kann wahre Wunder wirken, doch es gilt, Geduld zu haben. Der Körper tauscht sehr viel langsamer als gewünscht die Fette in den Zellen aus.

Tipp: Täglich drei Esslöffel Leinöl in eine Menge von 200 Gramm Magerquark einrühren. Da es so noch nicht schmeckt, kann frisches Obst hinzugefügt werden. Dieses Frühstück macht lange satt und ist ein idealer Start im Kampf gegen Schmerzen.

Leinöl zeichnet sich durch einen hohen Gehalt an Alpha-Linolensäure aus – heilsam bei chronischen Schmerzen.

Wichtig: Alle mehrfach ungesättigten Fettsäuren sind oxidationsempfindlich und verderben schnell, wenn sie falsch angewendet, aber auch falsch gelagert werden (siehe Seite 77). Bei hoher Aufnahme von Leinöl ist zudem ratsam, dem Körper parallel ausreichend Vitamin E zuzuführen. In der Regel verfügen alle pflanzlichen Öle über genug Vitamin E, es gibt jedoch eine Ausnahme: Kapseln. Hier kann das Vitamin E bei der Kapselproduktion von den Fettsäuren getrennt worden sein. Wer sich für Leinölkapseln entscheidet, sollte daher darauf achten, dass diese auch Vitamin E enthalten.

Müdigkeit und Ermüdung

Chronisches Fatigue Syndrom (CFS) ist der medizinische Fachbegriff für eine Krankheit, die durch chronische Müdigkeit und Ermüdung gekennzeichnet ist und als Multisystemerkrankung gilt. Das heißt, verschiedene Systeme des Körpers wie das Nerven- oder Immunsystem sind betroffen – vor allem bei Frauen unter 40 Jahren. Sie bekommen beispielsweise leichter einen Infekt, eine Grippe oder das Pfeiffersche Drüsenfieber, dabei handelt es sich ebenfalls um eine Viruserkrankung. Die Ursachen für das CFS sind weitestgehend noch unklar, nur die Symptome können gelindert werden. Heilen kann man die Krankheit bisher noch nicht.

Betroffene werden oftmals nicht mehr fit – Fieber, Muskelschmerzen, Empfindungsstörungen oder Nervenschmerzen bleiben, die Patienten haben oft keine Energie mehr. Neueste Studien zeigen enge Zusammenhänge zwischen einer solchen chronischen Erschöpfung und Störungen der Funktion unserer Mitochondrien – dabei handelt es sich um die Kraftwerke in unseren Körperzellen.

Wenn die Mitochondrien geschädigt sind oder nicht mehr funktionieren, kann keine Energie in Form von ATP mehr bereitgestellt werden. Dieses Kürzel steht für Adenosintriphosphat und ist der wichtigste Treibstoff unserer Zellen.

Mitochondrien: Zellenergie erhalten

Die Nährstoffe, die wir mit der Nahrung aufnehmen, werden gemeinsam mit dem Sauerstoff aus der Atmung in den Mitochondrien in diesen Treibstoff ATP umgewandelt – ohne diese chemisch gebundene Energie könnten alle Arbeitsabläufe in unseren Zellen nicht aufrechterhalten werden.

Jede der 100 Billionen Körperzellen besitzt rund 1000 bis 2000 Mitochondrien, die Hirn- und Herzmuskelzellen können sogar bis zu 6000 dieser Kraftwerke besitzen – unvorstellbar viele im gesamten Organismus. Mitochondrien – oft auch als Zellorganellen bezeichnet – sind in ihrer Form variabel und bewegen sich im Inneren der Zellen. Sie verfügen über zwei Zellmembranen, die äußere ist für den Stoffaustausch und den Schutz des Organells zuständig.

Die innere Membran liegt in Falten, dadurch kommt es zu einer starken Oberflächenvergrößerung. Hier entsteht das wichti-

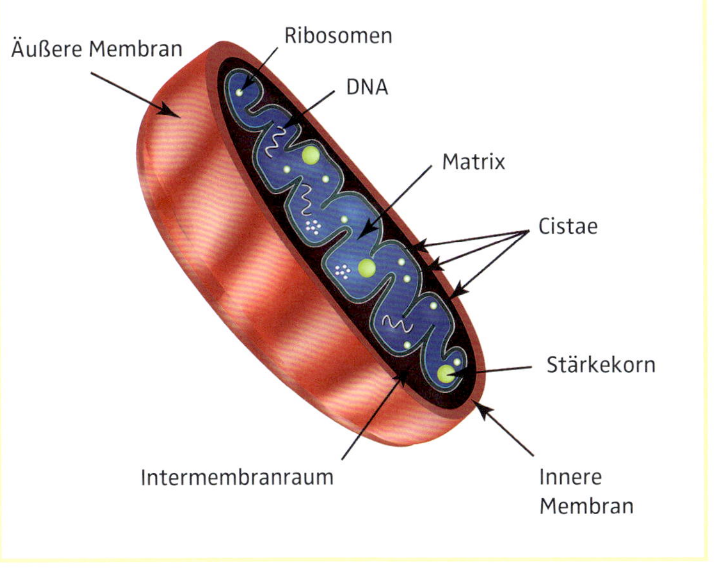

Mitochondrien – die Kraftwerke in unseren Körperzellen – sind für die Energieproduktion zuständig.

Ohne die chemisch gebundene Energie ATP kämen lebenswichtige Reaktionen in unseren Zellen zum Erliegen.

ge ATP. Beide Membranen sind sehr stoffwechselaktiv und haben daher einen erhöhten Bedarf an mehrfach ungesättigten Fettsäuren. Inzwischen hat man erkannt, dass die Anzahl der Mitochondrien stark vom Lebensstil abhängt: Wer sich schlecht ernährt und wenig bewegt, der wird grundsätzlich über weniger Mitochondrien verfügen. Für Menschen mit CFS ist es daher besonders wichtig, sich optimal zu ernähren, dadurch Kräfte zu sammeln und sich langfristig auch mehr zu bewegen.

Hierzu noch ein paar spannende Zahlen: Pro Sekunde sterben rund 50 Millionen Zellen und somit mindestens 500 Milliarden Mitochondrien ab. Im Gegenzug baut der gesunde Körper genauso viele Zellen und Mitochondrien wieder auf. Ein Prozess, der bei chronischer Müdigkeit und Erschöpfung fehlerhaft vonstattengeht.

Erschöpfung behandeln mit ketogener Kost

Bei einem gestörten Stoffwechsel der Mitochondrien wird dem Körper nicht genug Energie aus dem Kohlenhydratstoffwechsel bereitgestellt. Es kommt zu einem Kohlenhydratstau und der Körper versucht, zusätzliche Energie durch die Vergärung der Kohlenhydrate bereitzustellten. Dabei entsteht Laktat, ein Stoffwechselendprodukt, das sich im Körpergewebe ablagert. Müdigkeit und Erschöpfung folgen.

Gute Nahrungsfette und eine deutliche Reduktion von Kohlenhydraten können bei chronischer Erschöpfung hilfreich sein.

Um aus dem Erschöpfungszustand herauszukommen, kann eine Umstellung auf ketogene Kost helfen, wie Untersuchungen zeigen. Dabei kommen etwa 75 Prozent der Nahrungsenergie aus Fetten, 20 Prozent aus Proteinen und gerade einmal fünf Prozent aus Kohlenhydraten – hauptsächlich in Form von Gemüse, wenig Obst und sehr reduzierten Stärkebeilagen, z. B. nur eine Schale Reis oder zwei Scheiben Vollkornbrot am Tag.

Mit dieser Ernährung kommt der Fettstoffwechsel ans Laufen. Dabei werden die Fettsäuren in ein bestimmtes Stoffwechselprodukt, das Acetyl-Coenzym A (aktivierte Essigsäure) gespalten, das für die Energieübertragung essenziell ist. Bei ketogener Ernährung kommt es zu einem Überschuss an diesem Stoffwechselprodukt und die Leber beginnt nun, bestimmte Verbindungen zu bilden: die Ketonkörper Aceton, Acetoacetat und Beta-Hydroxybutyrat. Die Produktion von Laktat nimmt ab.

Um die Mitochondrien wieder zu aktivieren, kann neben B-Vitaminen und Coenzym Q10 vor allem eine Ernährung mit reichlich Omega-3-Fettsäuren hilfreich sein. Studien zeigen, dass dadurch nach einem halben Jahr die Symptome deutlich nachlassen können.

Tipp: Sinnvoll ist z. B. die Zugabe von einem bis zwei Esslöffeln Leinöl ins Müsli. Zum Kochen sollten Sie Rapsöl verwenden – die beste natürliche Omega-3-Fettsäurequelle, die erhitzt werden darf. Zudem werden zwei Portionen Lachs, Hering oder Makrele pro Woche empfohlen.

In einer weiteren Studie hat sich gezeigt, dass der Verzicht auf Fast Food ebenfalls hilft: keine Burger, Pommes und Co., denn sie enthalten zu viele Transfette und auch Omega-6-Fettsäuren.

Beispiel: Ketogener Tag mit gesunden Fetten

Frühstück:	250 g Magerquark mit 2 EL Leinöl verrühren, 5 TL Leinsamen und 1 Handvoll Beerenobst hinzugeben und genießen
Zwischendurch:	1 Handvoll Walnüsse
Mittagessen:	Matjessalat mit grünen Bohnen (siehe Seite 94)
Abendessen:	1 Avocado in Scheiben schneiden, dazu 1 gekochtes Ei

Hautprobleme und -erkrankungen

Fette in unserer täglichen Ernährung sind auch wichtige Baustoffe für die Haut.

Die Haut ist das größte Organ des menschlichen Körpers, das in unmittelbarem Austausch mit der Umwelt steht. Sie besteht aus den drei Schichten Oberhaut (Epidermis), Lederhaut (Dermis) und Unterhaut (Subkutis). Ihre Fläche beträgt etwa 1,5 bis zwei Quadratmeter, sie ist zwischen 1,5 und vier Millimetern dick und 3,5 bis zehn Kilo schwer. Die Haut trennt das Innen vom Außen, so wird der Körper vor Einflüssen der Umwelt, vor Erregern, Fremdstoffen, Hitze und Kälte geschützt.

Mit ihren Tastkörperchen und Sinneszellen ist sie ein Organ, das Schmerzempfindungen, Temperaturveränderungen wie auch emotionale Zustände wahrnehmen kann. Damit der Körper z. B. nicht überhitzt, kann die Haut Schweiß abgeben und Kühlung erzeugen. Auch durch das Verengen oder Weiten unserer Gefäße sorgt sie für eine konstante Körpertemperatur.

Die Haut stellt auch eine Art Kommunikationsorgan dar, wir kennen beispielsweise alle den Ausdruck der Haut als „Spiegel der Seele“. Dennoch ist nicht allen bewusst, dass vor allem die richtige Ernährung für ein gesundes Hautbild sorgen kann.

Die Haut erneuert sich im Laufe etwa eines Monats komplett und braucht dafür Baumaterial: Die Nährstoffe aus unserer Nahrung gelangen über die Blutbahn in die Hautzellen. Dort werden sie etwa im Bindegewebe der Lederhaut oder in den Zellen der Oberhaut verbaut.

Die Aufgaben sind vielfältig: Neben dem Schutz vor Außenreizen soll die Haut auch ihre Spannkraft erhalten und gegen Austrocknung gewappnet sein. Fetten kommt hier eine besondere Bedeutung als sogenannte Barrierelipide zu – diese liegen zwischen Hornzellen in der Hautbarriere, auch Hornschicht genannt. Sie bildet die Grenzfläche nach außen und ist auch für die Aufrechterhaltung des Wasserhaushalts der Haut zuständig.

Akne: Gesundes Fett statt Zucker

Da die Haut im ständigen Erneuerungsprozess immer wieder neue Zellwände aufbaut, braucht sie sehr viele Fettsäuren. Die essenziellen Fettsäuren Alpha-Linolen- und Linolsäure sollten wie schon beschrieben in einem ausgeglichenen Verhältnis konsumiert werden. Essen wir dagegen überwiegend schnell verdauliche Kohlenhydrate und Transfette aus z. B. Süßigkeiten, Fast Food und Fertiggerichten, Weißmehlprodukten oder Limonaden, geht es der Haut unübersehbar schlecht.

Essenzielle Fettsäuren aus z. B. Raps-, Walnuss- oder Hanföl unterstützen den permanenten Erneuerungsprozess.

Der viele Zucker lässt nicht nur den Blutzuckerspiegel ansteigen, auch insulinartige Wachstumsfaktoren wie der Insulin-like growth factor (IGF-1) nehmen zu. Darauf reagieren die Talgdrüsen und werden mitunter übergroß.

Ein einzelner Pickel macht zwar noch keine Akne. Ist man jedoch von Mitessern und Pickeln übersät, ist das eine ernst zu nehmende Erkrankung. Bei Jugendlichen, bei denen Akne verstärkt auftritt, kommen Hormonverschiebungen in der Pubertät hinzu. Aber auch in allen anderen Lebensphasen kann es durch schwankende Hormonspiegel wie auch beispielsweise durch Stress oder falsches Essen zu Akne kommen.

Wichtig: Wer Hautprobleme hat, sollte Zucker deutlich in seiner Nahrung reduzieren, zudem gesunde Fette beim Essen auswählen. Empfehlenswert sind möglichst naturbelassene und unverarbeitete Lebensmittel. Greifen Sie zu saisonalen und frischen Produkten.

Weniger Zucker in der täglichen Ernährung führt auch zu einem besseren Hautbild.

Es ist auch einen Versuch wert, herkömmliche Milch und Milchprodukte zu reduzieren oder durch die pflanzlichen Alternativen wie Hafer-, Soja- und Mandelmilch zu ersetzen. Kuhmilchprodukte regen u. a. die Bildung männlicher Hormone an – Androgentätigkeit genannt –, die wiederum für die Entstehung der Akne maßgeblich verantwortlich sein können. Viele Menschen beobachten eine deutliche Verbesserung ihres Hautbildes, wenn sie auf Kuhmilch und verwandte Produkte verzichten.

Tipp: Mit Raps-, Walnuss- und Hanföl sollte nicht gespart werden, sie enthalten ein für die Haut sehr gutes Fettsäureverhältnis. Auch Olivenöl sollte den Speiseplan ergänzen. Ein regelmäßiger Konsum von Avocado, Nüssen und Saaten rundet die gesunden Fette im Essen ab.

Trockene Haut: Gamma-Linolensäure stärkt die Barriere

Damit die Haut richtig arbeiten kann, hat sie einen hohen Bedarf an der essenziellen Omega-6-Fettsäure Linolsäure. Sie ist die vorherrschende Fettsäure in der beschriebenen Lipidbarriere zwischen den Zellen der Hornhaut. Den Mechanismus, mit dem diese Fettsäure Struktur und Funktion der Haut beeinflusst, kann man sich wie einen Kleber zwischen den Zellen vorstellen, der über viele kleine Kanäle den Stoffaustausch mit der Außenwelt im Gleichgewicht hält und vor Austrocknung bewahrt.

Offenbar führt ein Linolsäuremangel zu einer erhöhten Durchlässigkeit der Hautbarriere und damit zum Feuchtigkeitsverlust. Daneben spielt die Linolsäure als Vorläufer der Gamma-Linolensäure eine Rolle, die in der Haut weitgehend zu entzündungshemmenden Botenstoffen umgewandelt wird und entzündlichen Reaktionen vorbeugt wie auch einen Wasserverlust über die Hautbarriere verhindert.

Die für die Haut wertvolle Gamma-Linolensäure kann der Körper selbst herstellen, wenn er mit den richtigen Fetten versorgt wird.

Gamma-Linolensäure braucht nicht unbedingt mit der Nahrung zugeführt zu werden, da der gesunde Körper sie aus Linolsäure selbst herstellen kann. Dennoch scheint bei bestimmten Krankheitsbildern mit trockener Haut – wie bei Neurodermitis oder Schuppenfläche –, das dafür notwendige Enzym zu wenig aktiv zu sein. Wissenschaftliche Studien legen nahe, dass in diesen Fällen etwa 400 bis 1000 Milligramm Gamma-Linolensäure am Tag zugeführt werden sollten.

Größere Mengen liefern einige Samen und deren Öle, die bekanntesten Lieferanten sind Borretsch-, Nachtkerzen-, Hanf- und Schwarzkümmelöl. Bis auf das Hanföl werden sie in der Regel wie ein Medikament mit einem Teelöffel verabreicht. Alternativ werden die trockenen Hautpartien mit diesen Ölen eingerieben.

Gamma-Linolensäure in pflanzlichen Ölen

PFLANZENÖLE (JE 100 ml)	GEHALT AN GAMMA-LINOLENSÄURE
Borretschöl	18.000–26.000 mg
Nachtkerzenöl	15.000–20.000 mg
Schwarzes Johannisbeersamenöl	13.000–16.000 mg
Hanföl	5000–6000 mg
Schwarzkümmelöl	100–300 mg

Tipp: Schwarzkümmel kennen die meisten als schwarze Samen auf einem Fladenbrot. Es handelt sich dabei nicht um schwarzen Sesam, sondern die Samen einer Zwiebelpflanze, die weder mit Kümmel noch mit Kreuzkümmel verwandt sind. Schwarzkümmel schmeckt übrigens nicht nur auf dem Fladenbrot, sondern auch gut über Salat oder in einem indischen Curry.

Nerven und Gedächtnis

Etwa 100 Milliarden Nervenzellen, Neuronen genannt, mit insgesamt rund 100 Billionen Verbindungsstellen, den Synapsen, vereinigen sich im Schädel zu einem gigantischen Netzwerk und zur Steuerzentrale unseres Körpers, dem Gehirn. Im Durchschnitt wiegt es ca. 1,5 Kilo und hat ungefähr die Größe eines mittelgroßen Blumenkohls. Mit seinen Falten und Furchen ähnelt es optisch einem Walnusskern und besteht wie dieser aus zwei Hälften, die über einen dicken Nervenstrang verbunden sind.

Unser Gehirn ist ein sehr aktives Organ und hat daher auch einen hohen Energiebedarf.

Das Gehirn ist ein sehr aktives Organ mit einem besonders hohen Energiebedarf. So macht es beim Erwachsenen etwa zwei Prozent des Körpergewichts aus, verbraucht aber etwa 20 Prozent des Grundumsatzes. Darunter versteht man diejenige Energiemenge, die der Körper pro Tag schon bei völliger Ruhe zur Aufrechterhaltung seiner Körperfunktionen benötigt.

Unser Gehirn besteht überwiegend aus Fett. Omega-3-Fettsäuren sind Bestandteil jeder einzelnen Nervenzelle. Wissenschaftler nehmen an, dass etwa 20 Prozent der Strukturfette im Gehirn aus der Omega-3-Fettsäure DHA bestehen.

Klug mit dem richtigen Fettsäureverhältnis

DHA wurde in den letzten 20 Jahren hinsichtlich ihrer Bedeutung für unsere Gedächtnisleistung und das Wohlbefinden besonders gut erforscht. Wissenschaftler sind davon überzeugt, dass es erst zu der optimalen Vernetzung innerhalb unseres Gehirns kam, nachdem die Menschen in der Lage waren, Fische zu fangen. Demnach erlebte die Entwicklung der Menschheitsgeschichte einen entscheidenden Fortschritt, als Fisch und damit Omega-3-Fettsäuren auf den Speiseplan kamen.

Im Ernährungsbericht der Deutschen Gesellschaft für Ernährung ist nachzulesen, dass viele Menschen heute jedoch deutlich zu wenig Fisch essen. 16 Prozent der Bundesbürger essen sogar

gar keinen Fisch. Auch bei Jugendlichen und Kindern entspricht die Versorgungslage nicht den Empfehlungen.

Neben den beiden Omega-3-Fettsäuren EPA und DHA aus Fisch ist auch die pflanzliche Omega-3-Fettsäure Alpha-Linolensäure erwähnenswert. An der Bildung von neuen Verknüpfungen zwischen den Nervenzellen sowie an der Übertragung von Signalen im Gehirn ist vor allem DHA entscheidend beteiligt und macht so Denken, Lernen und Erinnern überhaupt erst möglich.

Die pflanzliche Alpha-Linolensäure – aus z. B. Lein-, Hanf-, Raps- oder Sojaöl – kann der Körper in begrenzter Menge in EPA und DHA umwandeln. Damit dies gut funktioniert, sollte das Verhältnis von Omega-3- zu Omega-6-Fettsäuren in der Ernährung mindestens 1:5 sein. Je nach Studie sieht die Realität in Deutschland mit einem Verhältnis von 1:7 bis 1:20 anders aus.

> Ein Verhältnis von Omega-3- zu Omega-6-Fettsäuren von 1:5 ist anzustreben.

Vermutlich wird zu viel Omega 6 über Fast Food, Kuchen, Kekse und Co. aufgenommen. Weitere Einflussfaktoren sind Produkte aus der Massentierhaltung. Schwein, Rind und Geflügel sowie Eier aus konventioneller Landwirtschaft haben heute durch die Fütterung von Sojaprodukten ein schlechteres Omega-3- zu Omega-6-Fettsäuremuster als noch vor 30 Jahren.

Schon für den Säugling wichtig: DHA

Bereits das kindliche Gehirn benötigt DHA, um optimal heranreifen zu können. Auch jede Anfangs- und Folgenahrung für Babys muss laut EU-Verordnung Docosahexaensäure enthalten, der Anteil ist auf 0,4 Prozent des gesamten Fettgehalts der Nahrung festgelegt.

> Docosahexaensäure spielt eine so große Rolle für die Entwicklung des Säuglings, dass Säuglingsmilch damit gesetzlich verordnet angereichert werden muss.

Schon ab der 25. Schwangerschaftswoche benötigt der heranreifende Fetus viel DHA. Ein Mangel während und nach der Schwangerschaft kann beim Kind zu kognitiven und psychomotorischen Defiziten führen. Studien bestätigen, dass auch psychische Erkrankungen bei Kindern wie die Aufmerksamkeitsdefizit-

Hyperaktivitätsstörung ADHS auf einen geringen DHA-Blutspiegel zurückzuführen sind.

Für die Augen und ein gutes Sehvermögen wird ebenfalls DHA benötigt. Es findet sich verstärkt in der Netzhaut und wird ebenfalls bereits beim Fetus während der Schwangerschaft als essenzieller Baustein benötigt. Schwangeren, die nicht regelmäßig fettreichen Fisch konsumieren, wird empfohlen, DHA zu ergänzen (z. B. Fischölkapseln), um die für Schwangere offiziell empfohlene Zufuhrmenge von durchschnittlich 200 Milligramm pro Tag zu erreichen.

Macht Omega 3 auch glücklich?

Der Glücksbotenstoff Serotonin macht glücklich und steuert noch zahlreiche andere Gehirnfunktionen.

Darüber hinaus benötigt der menschliche Organismus DHA und EPA auch, um das bekannte Wohlfühlhormon Serotonin zu produzieren. Vielen ist bekannt, dass Serotonin uns glücklich machen kann, es reguliert aber auch viele Gehirnprozesse. Ist zu wenig vorhanden, können zahlreiche Gehirnfunktionen wie die Weiterleitung und Verarbeitung von Informationen nicht richtig ablaufen.

Eine Untersuchung des Children's Hospital Oakland Research Institute, ein biomedizinisches Forschungsinstitut, kam zu dem Schluss, dass EPA die Serotoninproduktion erhöht, indem diese Fettsäure entzündungsfördernde Signalmoleküle im Gehirn bindet. DHA sorgt zusätzlich dafür, dass die Nervenzellen empfänglich für Serotonin sind.

Demenz mediterran vorsorgen

Die Alzheimerkrankheit ist eine erbliche Erkrankung, die die Funktion des Nervensystems zerstört. Sie ist die häufigste Form einer Demenz. Nach Angaben der Deutschen Alzheimer Gesellschaft e. V. sind die Betroffenen nur selten unter 60 Jahre alt.

Kennzeichnend für die hirnorganische Erkrankung ist der fortschreitende Untergang von Nervenzellen und den dazwischen liegenden Verbindungen. Im Gehirn der Erkrankten finden sich Eiweißablagerungen, die als Amyloidplaques bezeichnet werden. Zum Krankheitsbild gehören neben Gedächtnis- und Orientierungsstörungen auch Sprachstörungen, ein eingeschränktes Denk- und Urteilsvermögens sowie Veränderungen der Persönlichkeit.

Alzheimer ist zwar bisher nicht heilbar, dennoch lässt sich einiges tun, um das Erkrankungsrisiko oder den Krankheitsverlauf hinauszuzögern. Zur Vorsorge sollte neben Anreizen für die geistige Aktivität ausreichend körperliche Bewegung gehören, zudem soziale Kontakte und eine ausgewogene Ernährung mit Orientierung an der mediterranen Küche.

Nüsse – Giganten für die Gesundheit mit Fetten, Ballaststoffen und Antioxidantien.

Vorwiegend mediterran zu essen basiert auf dem reichhaltigen Konsum von Gemüse, Obst, Vollkornprodukten, Hülsenfrüchten und Fisch sowie Nüssen in Maßen. Rotes Fleisch, Milchprodukte und Eier sollten den kleineren Anteil in der Ernährung ausmachen, während raffinierter Zucker und helles Mehl komplett gemieden werden sollten. Hauptfettquelle: Olivenöl.

Eine Kombination aus mediterraner Küche und DASH-Diät – dietary approaches to stop hypertension, engl. = ein diätetischer Ansatz zum Stopp von Bluthochdruck, der z. B. viel Obst und Gemüse und eine Reduktion von Salz in der Ernährung zugunsten von mehr Kräutern oder Zwiebel und Knoblauch vorsieht – hat die amerikanische Ernährungswissenschaftlerin Marthe Clare Morris mit ihrem Forscherteam entwickelt. An der sogenannten MIND-(Mediterranean-DASH intervention for neurodegenerative delay, engl. = Mittelmeer-DASH Intervention zur Verzögerung neurodegenerativer Prozesse)Studie nahmen über 900 Probanden aus Altenheimen rund um Chicago im Alter von 58 bis 98 Jahren teil, die zu Studienbeginn keine Anzeichen für eine Demenz hatten. Dabei hielt sich eine Studiengruppe strikt an die MIND-Diät, eine zweite nur teilweise und die dritte aß wie gewohnt.

Über einen Zeitraum von mehr als vier Jahren wurden regelmäßig die Ernährungsgewohnheiten überprüft und ein Gedächtnistest absolviert. Das Ergebnis: Wer den MIND-Empfehlungen folgte, schnitt dabei besser ab. Eine Demenzerkrankung konnte vergleichsweise sogar bis zu sieben Jahre hinausgezögert werden.

Empfehlenswerte und zu meidende Lebensmittel

Die besten Lebensmittel nach diesem Konzept für unser Gehirn sind grünes Gemüse und Gemüse allgemein, Nüsse, Bohnen, Beerenfrüchte, Geflügel, Fisch, Vollkornprodukte und Olivenöl. Für die tägliche Verwendung von Olivenöl und die dadurch sehr gute Zufuhr von einfach ungesättigten Fettsäuren und Antioxidantien gibt es Hinweise aus spanischen Studien, dass dies die Bildung von Amyloidplaques reduzieren kann. Auch Nüsse (siehe Seite 70) haben einen besonderen Stellenwert hinsichtlich ihrer gesunden Fette, Ballaststoffe und Antioxidantien. Transfette etwa aus Fast Food, Kuchen, Margarine, aber auch zu viele Süßigkeiten und Frittiertes können sich negativ auswirken.

Schutz vor Krebs

Wissenschaftler sind sich einig: Übergewicht spielt zwar nicht bei allen Krebserkrankungen die gleiche Rolle, ist aber ein generell ernst zu nehmender Risikofaktor. Besonders hohe Fettansammlungen in der Bauchhöhle übernehmen dabei eine unheilvolle Rolle, denn sie können Stoffwechselprozesse in Gang setzen, die Krebs begünstigen. Einen gesicherten Zusammenhang konnten Mediziner hier für insgesamt 13 Krebsarten nachweisen, darunter Darmkrebs, Brustkrebs nach den Wechseljahren der Frau sowie Speiseröhrenkrebs. Eine abwechslungsreiche Kost, die reich an pflanzlichen Lebensmitteln ist, und die Vermeidung von Überge-

Wertvoller Schutzschild gegen Krebs: abwechslungsreiche Pflanzenkost.

wicht und Fettleibigkeit gehören zu den wichtigsten Vorsorgemaßnahmen, um das Krebsrisiko zu senken.

Nüsse und Olivenöl

Es gibt bisher noch keine Beweise dafür, dass einzelne Inhaltsstoffe oder bestimmte Lebensmittel eine Krebserkrankung verhindern können. Doch kann eine ausgewogene Ernährung mit viel Obst und Gemüse sowie gesunden Ölen und Nüssen unsere Gesundheit unterstützen. Dies ergänzt durch die schon erwähnten zwei Portionen Fisch pro Woche und wenig Fleisch.

Täglich eine kleine Handvoll Walnüsse oder Haselnüsse ist dabei die optimale Menge, um freie Radikale abzufangen. Weiterhin enthält Olivenöl nicht nur gute ungesättigte Fettsäuren, die bekanntermaßen auch für die Herzgesundheit förderlich sind, sondern auch Oleocanthal – ein sekundärer Pflanzenstoff mit entzündungshemmenden Eigenschaften, der laut Forschungsergebnissen am Hunter College in New York City sowie an der Rutgers University in New Jersey wirksam gegen Krebs sein kann. In der Studie wurden sowohl Krebszellen als auch nicht von Krebs befallene Zellen aus der menschlichen Bauchspeicheldrüse, Brust und Prostata untersucht. Wurde Oleocanthal zugeführt, starben die Krebszellen innerhalb von nur 30 Minuten ab, wohingegen die nicht von Krebs befallenen Zellen keinen Schaden nahmen. Dies legt den Schluss nahe, dass Olivenöl einen wichtigen Beitrag zur Ernährung auch in der Krebsvorsorge leisten kann, beispielsweise mit täglich zwei bis drei Esslöffeln als kulinarische Gesundheitspflicht.

> Die Vorsorge vor Allergien beginnt schon im Mutterleib und mit der Auswahl guter Fette für eine starke Körperabwehr.

Allergieprävention

In den vergangenen Jahrzehnten ist zu beobachten, dass immer mehr Menschen an Allergien, allergischem Schnupfen, Asthma, Lebensmittelunverträglichkeiten und -allergien sowie Hautleiden wie Neurodermitis erkranken. Die Ursachen für diese Zunahme sind nach wie vor weitgehend ungeklärt und die Therapiemöglichkeiten beschränkt. Daher kommt auch hier der Prävention eine besondere Bedeutung zu.

Eine Allergie ist eine überschießende Reaktion des Immunsystems auf harmlose Stoffe aus der Umwelt, es kann also nicht zwischen schädlich oder unschädlich unterscheiden. Der Körper bildet deswegen spezifische Antikörper, die bestimmte Strukturen in einem Lebensmittel, in Tierhaaren oder Pollen als Feind einordnen und bei Kontakt mit diesen Allergenen eine allergische Reaktion auslösen.

Bereits im Mutterleib und in der Stillzeit hat die Ernährung der Mutter Einfluss auf eine spätere mögliche Allergieentwicklung des Kindes. Dabei spielen verschiedene Nahrungsbestandteile eine Rolle. Sie werden es erahnen: Vor allem die Fettsäuren können die Abwehrkräfte positiv beeinflussen. Und auch wenn die Studienlage uneinheitlich ist, weiß man, dass z. B. ein hoher Gehalt von Omega-3-Fettsäuren in der Muttermilch einen schützenden Effekt hat.

Wer keinen Fisch mag oder verträgt, kann von Kapseln mit EPA und DHA profitieren.

Neue Studien belegen, dass beispielsweise der Verzehr von Fisch während der Schwangerschaft, Stillzeit und im Rahmen der Beikost einen vorbeugenden Effekt bezüglich der Allergieentwicklung hat. Lachs aus ökologischer Fischzucht sollten demnach mindestens einmal, besser zweimal wöchentlich für Mütter auf dem Speiseplan stehen wie auch für Kinder im Rahmen der Beikost ab dem sechsten Monat.

Hohe EPA- und DHA-Gehalte in der Muttermilch und eine bereits gute Versorgung auch während der Schwangerschaft wirken sich zudem hinsichtlich eines reduzierten Neurodermitisrisikos für das Kind günstig aus. Auch Nahrungsergänzungsmittel zeigten in Studien teilweise vorbeugende Effekte. Eine Vorsorge mit Fischölkapseln ist also einen Versuch wert, sofern man Fisch nicht essen mag oder verträgt.

Darüber hinaus gibt es bisher zwar keine offizielle Empfehlung, aber Hinweise, dass auch Milchfett einen vorbeugenden Effekt hinsichtlich Neurodermitis haben kann. Vollfette Milch- und Milchprodukte sowie Butter (siehe Seite 72) sind daher in Maßen ebenfalls empfehlenswert.

Hohe Omega-3-Fettsäurewerte im Blut der Mütter waren in Studien nicht zuletzt auch mit einem geringeren späteren Asthmarisiko der Kinder verbunden. Vergleichsweise hohe Omega-6-Spiegel der Mütter oder Kinder führten dagegen zu einem höheren Asthmarisiko. Bei Erwachsenen mit Asthma zeigten Nahrungsergänzungsmittel in den Studien leider keine positive Wirkung.

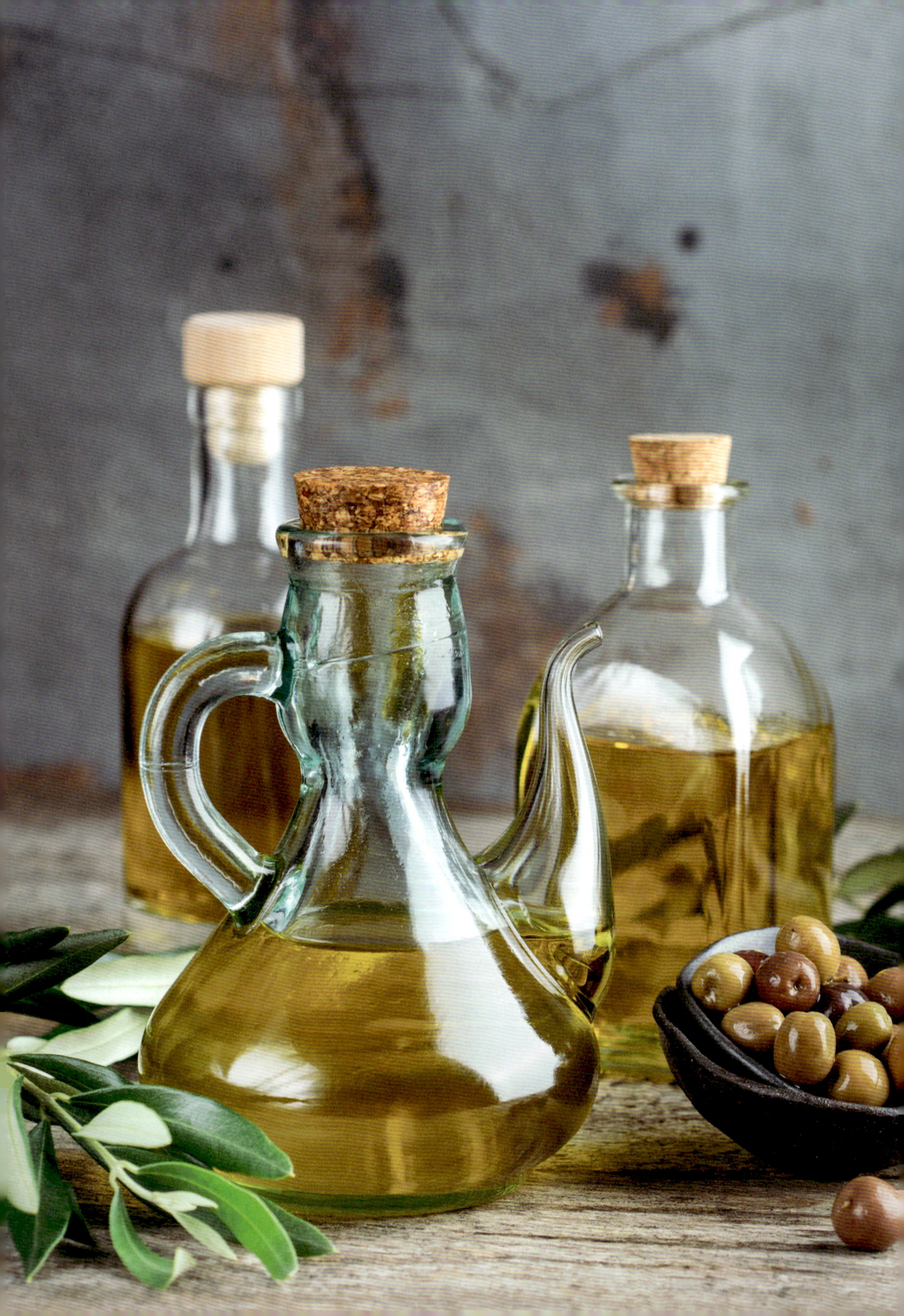

SO FUNKTIONIERT DER ÖLWECHSEL IN DER KÜCHE

Lebensmittel mit hohem Energiegehalt waren seit jeher entscheidend für das Überleben der Menschen. Schon in der Frühsteinzeit wurden Ölsaaten für die Nahrungssicherung entdeckt – Samen wie Sonnenblumenkerne, Sesam oder Leinsamen hatten den Vorteil, dass sie nach dem Sammeln nicht gleich gegessen werden mussten. In unserer modernen Küche spielen Pflanzenöle wie Oliven- und Rapsöl, aber auch Nüsse und Saaten eine wichtige Rolle. Was pflanzliche von tierischen Fetten unterscheidet und wie Öle in der Küche zum Einsatz kommen, erfahren Sie in diesem Kapitel.

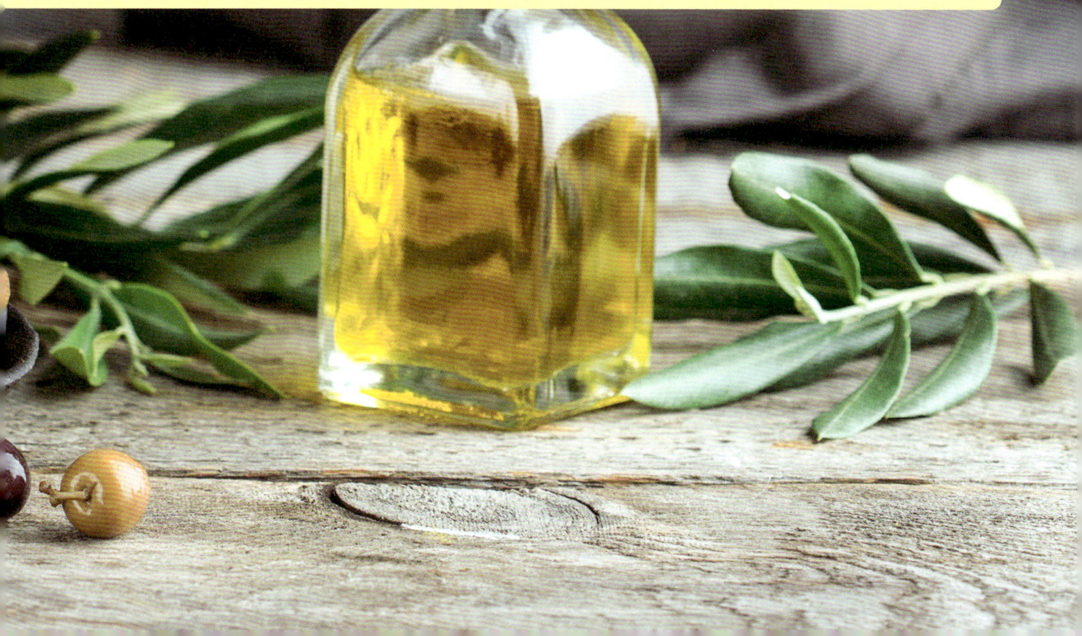

Fette und Öle im Kurzportrait

Pflanzliche Fette punkten mit ihrem Reichtum an einfach und mehrfach ungesättigten Fettsäuren.

Pflanzliche Fette

Pflanzliche Fette gelten als gesund: Sie enthalten in der Regel nur wenige gesättigte (GFS) und viele einfach (EUFS) und mehrfach ungesättigte Fettsäuren (MUFS). Zudem sind sie cholesterinfrei. Gewonnen werden sie aus pflanzlichen Bestandteilen wie Fruchtfleisch oder Kernen und eingeteilt in kalt gepresste und raffinierte Öle.

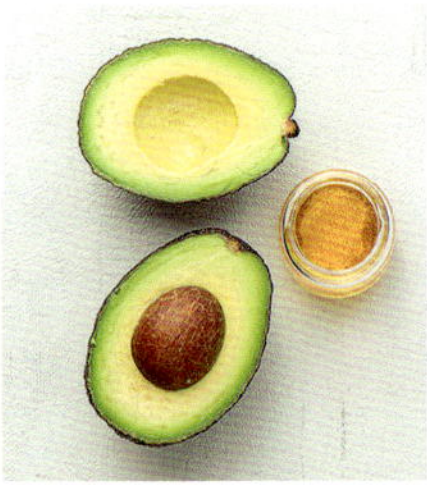

Avocadoöl

Die Basis für die Gewinnung dieses Öls ist das Fruchtfleisch der Avocado. Sie stammt ursprünglich aus Zentralamerika. Heute ist der Avocadobaum – ein Lorbeergewächs – auch in den südlichen USA, in Südafrika und im Mittelmeerraum verbreitet. Je nach Sorte und Reifebedingungen kann der Fettgehalt einer Avocado zwischen 15 und 30 Prozent variieren.

Zusammensetzung der Fettsäuren

- 15 Prozent gesättigt: insbesondere Palmitinsäure
- 70 Prozent einfach ungesättigt: Ölsäure, Palmitoleinsäure
- 15 Prozent mehrfach ungesättigt: insbesondere Linolsäure

Avocado und Avocadoöl sind reich an sekundären Pflanzenstoffen und Vitamin E, das die Fettsäuren vor Oxidation und dem Ranzigwerden schützt. Auch die Vorstufe von Vitamin A, das Provitamin A, und Vitamin K stecken im Öl, das Fruchtfleisch ist zudem reich an Magnesium und Kalium.

Tipp: Das kräftig grüne Öl hat einen nussigen und milden Geschmack nach Avocado, ein kalt gepresstes Öl sollte man nur leicht erwärmen.

Wie unterscheidet sich kalt gepresstes von raffiniertem Öl?
Bei der Kaltpressung wird die Ölsaat nicht mit Wärme vorbehandelt. Optimal ist, wenn der Druck nur so hoch ist, dass das dabei ablaufende Öl keine Temperaturen von über 40 °C erreicht. Durch eine verstärkte Gabe von Druck entsteht Wärme, durch die sich das Fett aus den Pflanzenzellen löst, aber auch andere fettlösliche gewünschte wie unerwünschte Begleitstoffe. Bei Kaltpressung kann nicht die gleiche Menge an Öl aus einer Frucht oder Saat herausgepresst werden wie bei der Raffination.

Raffiniertes Öl wird durch Wärmezugabe bei Temperaturen um etwa 60 °C gepresst. Anschließend erfolgt die zwingend erforderliche Raffination, hier wird das Öl von Trübstoffen abgetrennt, die durch das Pressen bei höheren Temperaturen stärker auftreten. Raffinierte Öle enthalten weniger Aromastoffe und sekundäre Pflanzenstoffe als kalt gepresste Sorten.

Distelöl

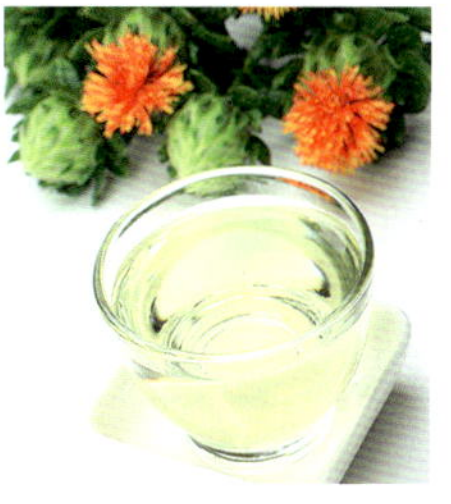

Es besteht zu 100 Prozent aus dem Samen der Saflorpflanze, auch Färberdistel genannt, die vermutlich aus Nordindien und den Bergregionen Afghanistans stammt. Ungeschälte Kerne enthalten 25 bis 37 Prozent Fett, nach dem Schälen liegt der Fettgehalt bei über 50 Prozent. Distelöl können Sie kalt gepresst und raffiniert kaufen, wobei die Fettsäuremuster ähnlich sind.

Zusammensetzung der Fettsäuren

- 9 Prozent gesättigt: Palmitin- und Stearinsäure
- 13 Prozent einfach ungesättigt: Ölsäure, Palmitoleinsäure
- 78 Prozent mehrfach ungesättigt: Linolsäure, Alpha-Linolensäure

Tipp: Distelöl ist reich an Vitamin E und eignet sich aufgrund seines hohen Anteils an mehrfach ungesättigten Fettsäuren nur für die kalte Küche. Kalt gepresstes Distelöl hat einen arteigenen, fruchtigen Geschmack, raffiniertes Öl ist im Geschmack neutral.

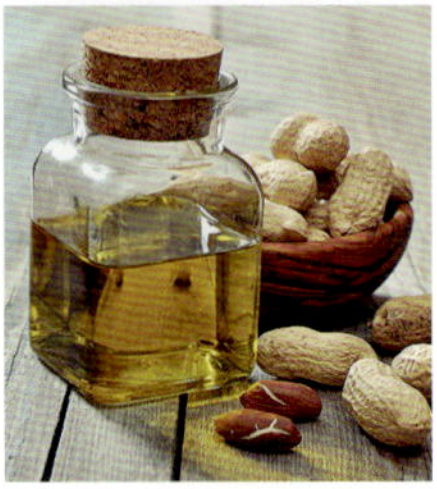

Erdnussöl

Dieses Öl wird aus den Früchten des Erdnussstrauches gewonnen. Erdnüsse (siehe Seite 32) sind mit etwa 26 Gramm Eiweiß auf 100 Gramm des Lebensmittels eine wertvolle Proteinquelle. Ihr Fettgehalt liegt bei nahezu 50 Prozent, daher sind sie äußerst interessant auch für die Herstellung von Speiseöl.

Zusammensetzung der Fettsäuren

- 20 Prozent gesättigt: Palmitin- und Stearinsäure
- 37 Prozent einfach ungesättigt: vor allem Ölsäure
- 43 Prozent mehrfach ungesättigt: vor allem Linolsäure

Auch Erdnussöl enthält Vitamin E, jedoch keine Spitzenwerte im Vergleich zu anderen Ölen. Im Lebensmitteleinzelhandel findet man überwiegend raffiniertes Erdnussöl, gepresste Öle finden Sie zumeist nur in Spezialgeschäften und Onlineshops.

Tipp: Raffiniertes Erdnussöl ist geschmacksneutral und kann erhitzt werden. Kalt gepresst kann es für Wokgerichte verwendet werden und bereichert die asiatische Küche um eine nussige Note.

Erdnüsse gehören zur Familie der Hülsenfrüchte und sind im Vergleich zu Linsen, Bohnen und Erbsen ein wahres Fettnäpfchen.

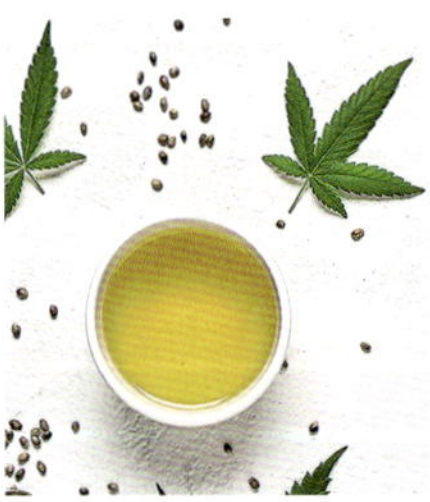

Hanföl

Für die Gewinnung von Hanföl werden die Hanfsamen von Nutzhanf kalt gepresst, er enthält keine psychoaktiven Cannabisbestandteile wie THC (Tetrahydrocannabinol). Durch die Kaltpressung werden die wertvollen Inhaltsstoffe des Hanföls nicht geschädigt oder reduziert.

Zusammensetzung der Fettsäuren

- 11 Prozent gesättigt: Palmitin- und Stearinsäure
- 14 Prozent einfach ungesättigt: vor allem Ölsäure
- 75 Prozent mehrfach ungesättigt: Linolsäure, Alpha-Linolen- und Gamma-Linolensäure

Das Öl gilt mit Vitamin E, Betacarotin, Calcium, Magnesium, Eisen sowie Chlorophyll, das für die grünliche Farbe verantwortlich ist, als ein interessantes Speiseöl.

Tipp: Kalt gepresstes Hanföl eignet sich nur für die kalte Küche.

Kokosöl

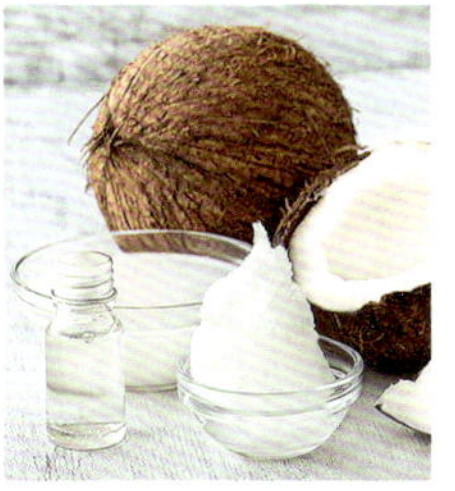

Natives Kokosöl wird aus dem frischen Fruchtfleisch gepresst oder aus Kokosmilch gewonnen und nicht weiter behandelt. Da Kokospalmen nur in den Tropen wachsen, ist der Transportweg der Kokosnüsse sehr lang. Kokosöl enthält in erster Linie gesättigte Fettsäuren, allerdings relativ viele mittelkettige, die vorteilhafter gegenüber langkettigen Fettsäuren sind.

Zusammensetzung der Fettsäuren

- 90 Prozent gesättigt: z. B. Palmitin-, Stearin-, Myristin- und Laurinsäure
- 7 Prozent einfach ungesättigt: Ölsäure
- 3 Prozent mehrfach ungesättigt: Linolsäure, Alpha-Linolensäure

> Im Vergleich zu anderen Ölen kann Kokosöl die höchsten Temperaturen vertragen.

Tipp: Aufgrund der überwiegend gesättigten Fettsäuren ist es besonders hitzestabil und eignet sich sehr gut zum starken Anbraten, Braten und Frittieren. Erst ab einer Temperatur von etwa 23 °C schmilzt Kokosöl und wird flüssig, daher könnte man auch von Kokosfett sprechen.

Kürbiskernöl

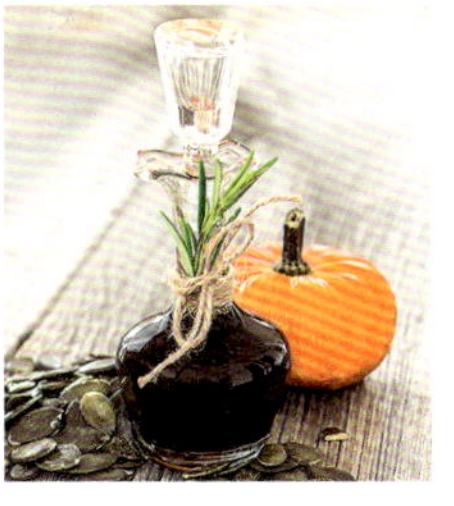

Es wird aus den Samen des Ölkürbis gewonnen, einer Pflanze, die ihren Ursprung in Südamerika und Mexiko hat. Die Samenhülle der Kerne enthält viel Chlorophyll und Carotinoide und sorgt für die dunkelgrüne Farbe des Öls. Für einen Liter Kürbiskernöl bedarf es der Kerne von 30 bis 50 Kürbissen. 100 Gramm Kürbiskerne enthalten 46 Gramm Fett, 26 Gramm Eiweiß und 14 Gramm Kohlenhydrate.

Zusammensetzung der Fettsäuren

- 20 Prozent gesättigt: z. B. Palmitin- und Stearinsäure
- 34 Prozent einfach ungesättigt: Ölsäure
- 46 Prozent mehrfach ungesättigt: Linolsäure, Alpha-Linolensäure

Neben Vitamin E und sekundären Pflanzenstoffen enthält das Öl auch in geringen Mengen Mineralstoffe wie Magnesium, Kalium und Eisen.

Tipp: Kürbiskernöl hat einen intensiven nussig-würzigen Geschmack. Statt eines Tupfers Sahne sollte beispielsweise eine Kürbissuppe damit verfeinert werden.

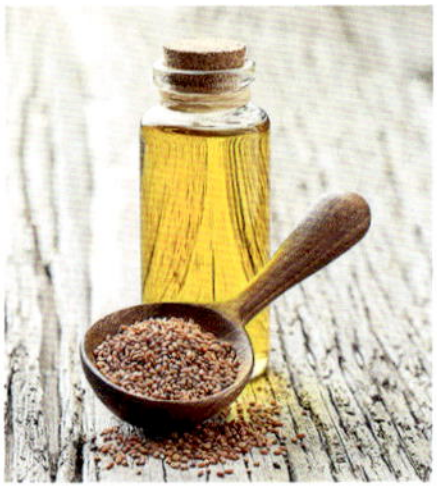

Leindotteröl

Das Öl stammt von der Leindotterpflanze, einer alten Kulturpflanze (Camelia sativa), die zu den Kreuzblütengewächsen gehört und schon in der Eisenzeit der Frühgeschichte angebaut wurde. Sie ähnelt dem Raps, die Leindottersamen sind 1,5 bis 2,5 Millimeter lang, länglich und gelbbraun und enthalten etwa 30 bis 35 Prozent Öl. Vor allem das Verhältnis von Omega 6 zu Omega 3 ist sehr gut und beträgt 1:2.

Zusammensetzung der Fettsäuren

- 14 Prozent gesättigt: z. B. Palmitin- und Stearinsäure
- 17 Prozent einfach ungesättigt: Ölsäure
- 69 Prozent mehrfach ungesättigt: Linolsäure, Alpha-Linolensäure

Leindotteröl enthält viel Vitamin E. Es besitzt einen leicht scharfen Geschmack, der an Senföl und Rapsöl erinnert.

Tipp: Aufgrund des hohen Anteils an mehrfach ungesättigten Fettsäuren eignet es sich nicht zum Braten. Am besten lagern Sie es im Kühlschrank.

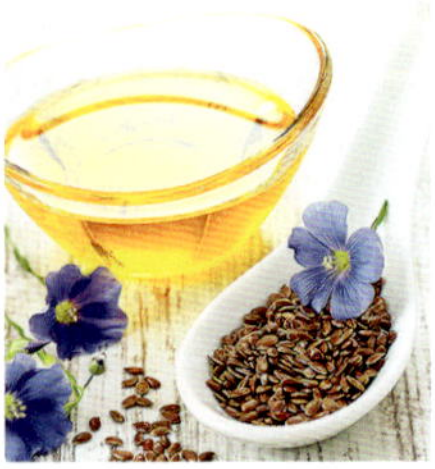

Leinöl

Viele kleine Mühlen haben sich heute darauf spezialisiert, hochwertiges Leinöl zu gewinnen. Die Leinpflanze gehört im Unterschied zur Leindotterpflanze zur Familie der Leingewächse. Der Samen, der zur Ölgewinnung dient, ist anders als der braune Bäckerleinsamen goldgelb. Mit einem Omega-6- zu Omega-3-Verhältnis von 1:4 (!) ist Leinöl der Star unter den gesundheitsfördernden Ölen. Mit nur einem Esslöffel täglich lässt sich beispielsweise der Bedarf an Omega-3-Fettsäuren decken.

Zusammensetzung der Fettsäuren

- 10 Prozent gesättigt: Palmitin- und Stearinsäure
- 18 Prozent einfach ungesättigt: Ölsäure
- 72 Prozent mehrfach ungesättigt: Linolsäure, Alpha-Linolensäure

In der schlesischen Landesküche hat das nussig schmeckende Leinöl schon lange seinen festen Platz. Pellkartoffeln mit Leinölquark waren das Alltagsgericht der armen Weber, heute ist diese schlesische Spezialität weit über die Landesgrenzen hinaus bekannt.

Tipp: Die Haltbarkeit von kalt gepresstem Leinöl wird bei manchen Ölmühlen mit nur drei Monaten angegeben. Das zeigt, dass ein Leinöl aus dem Supermarkt oft schneller überlagert, als verkauft wird.

Im Leinsamen stecken viermal mehr Omega-3- als Omega-6-Fettsäuren – dieses Verhältnis macht die Samen so wertvoll.

Kalt gepresstes, naturbelassenes Leinöl ist besonders reich an Vitamin E.

Omega-3-Fettsäuren sind Mimosen

Leinöl ist aufgrund seines hohen Omega-3-Fettsäuengehaltes sehr empfindlich. Die Natur hat vorgesorgt: Der hohe Vitamin-E-Gehalt schützt das Öl vor Oxidation. Ein gutes Leinöl unterscheidet sich von einem schlechten im Geruch und Geschmack. Ranziges Leinöl ist überlagert und die Omega-3-Fettsäuren sind somit unwirksam bis schädlich. Leinöl sollten Sie selbst immer im Kühlschrank lagern, denn Dunkelheit und niedrige Temperaturen wirken schützend auf den Verderb (die Oxidation) des Leinsöls.

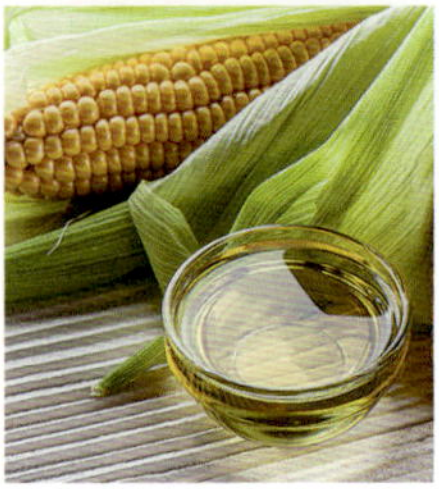

Maiskeimöl

Die Maispflanze gehört botanisch zum Getreide. Maiskeimöl wird in der Regel raffiniert angeboten, jedoch gibt es auch einen kleinen Markt für kalt gepresstes Maiskeimöl, das sich durch seine goldgelbe, leicht rötliche Farbe und den getreideartigen Geschmack unterscheidet. Für die Ölherstellung braucht es nicht das ganze Maiskorn, sondern nur den Keimling.

Zusammensetzung der Fettsäuren

- 15 Prozent gesättigt: Palmitin- und Stearinsäure
- 33 Prozent einfach ungesättigt: Ölsäure
- 52 Prozent mehrfach ungesättigt: Linolsäure, Alpha-Linolensäure

Kalt gepresstes Maiskeimöl ist durch seinen Anteil an bis zu 85 Prozent ungesättigten Fettsäuren besonders wertvoll, zudem reich an Vitamin E.

Tipp: Damit die wertvollen Fettsäuren erhalten bleiben, verwenden Sie es am besten nur für kalte Speisen. Der hohe Anteil an Linolsäure schränkt die Verwendung bei sehr heißen Temperaturen zum Braten und Frittieren ein.

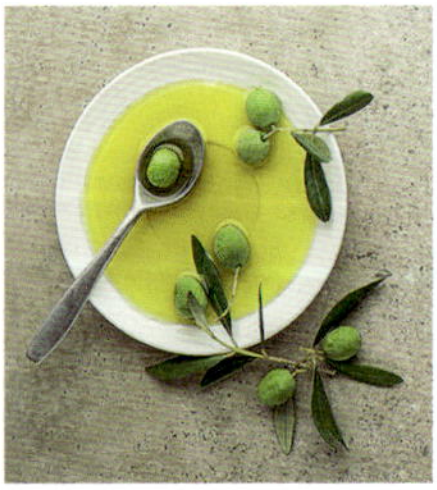

Olivenöl

Es ist als flüssiges Gold bekannt, im gesamten mediterranen Raum ist Olivenöl seit Tausenden von Jahren das wichtigste Lebensmittel zum Kochen, Braten, Backen und auch als Butterersatz. Es wird überwiegend kalt gepresst angeboten, dafür werden die dunkelschwarzen Oliven in der Regel voll reif gepflückt.

Bereits in der Antike wusste man, dass Olivenöl besondere Schutzwirkungen aufweist, nicht nur aufgrund der einfach ungesättigten Fette. Enthalten sind auch Vitamin E und sekundäre Pflanzenstoffe wie Polyphenole, Oleocanthal und Chlorophyll, die jeweils antioxidative Eigenschaften haben.

Zusammensetzung der Fettsäuren

- 15 Prozent gesättigt: Palmitin- und Stearinsäure
- 74 Prozent einfach ungesättigt: Ölsäure
- elf Prozent mehrfach ungesättigt: Linolsäure, Alpha-Linolensäure

Nach der EU-Verordnung wird Olivenöl in vier Güteklassen unterschieden, im Handel finden wir vor allem natives Olivenöl extra. Große Verunsicherung besteht immer noch hinsichtlich des Gebrauchs in der Küche: Olivenöl können Sie zum Dünsten, Braten und Schmoren verwenden. Die Qualität Olivenöl ohne weitere Zusatzbezeichnung – eine Mischung aus raffiniertem und nativem Olivenöl – verträgt sogar Temperaturen bis 210 °C und ist somit auch zum Frittieren geeignet.

Tipp: Natives Olivenöl extra empfiehlt sich demgegenüber zum alltäglichen Braten (bis 180 °C) und Kochen (ca. 100 °C) sowie kalt in Salaten, Dips und für kalte Vorspeisen. Wenn kalt gepresstes Olivenöl den Aufdruck „nur für die kalte Küche zu verwenden" auf der Flasche hat, ist der Anteil an Begleitstoffen so hoch, dass diese beim Erhitzen verbrennen und dabei gesundheitsschädliche Stoffe wie z. B. Benzpyrene entstehen.

Unbestritten gehört der Olivenbaum zu den ältesten Kulturpflanzen der Menschen.

Natives Olivenöl extra wird ausschließlich im mechanischen Verfahren gewonnen.

Güteklassen des Olivenöls

Natives Olivenöl extra wird ausschließlich im mechanischen Verfahren ohne Wärmeeinwirkung gewonnen. Es ist naturbelassen (nativ), von hochwertigster Güte (extra) und verfügt über einen außergewöhnlich guten Geschmack.

Natives Olivenöl wird auf die gleiche Weise gewonnen, hat jedoch leichte geschmackliche Einbußen.

Olivenöl enthält eine Mischung aus kalt gepresstem und raffiniertem Olivenöl. Letzteres entsteht unter dem Einfluss von Hitze und durch

▶▶

den Einsatz von Chemikalien. Im Aroma sind die Öle durch die Raffination eher mild, der typische Olivenölgeschmack geht verloren. **Oliventresteröl** entsteht durch das Pressen übriggebliebener Olivenölreste aus der Gewinnung nativen Olivenöls. Die Rückstände aus Schalen, Fruchtfleisch und den Kernen der Oliven werden auch Trester genannt. Es handelt sich hierbei immer um raffiniertes Öl.

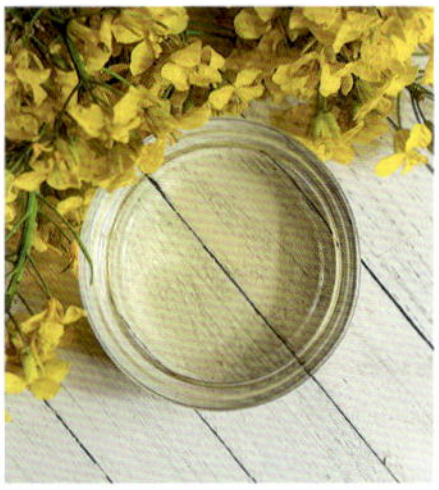

Rapsöl

Rapsöl zählt zu den jüngsten Speiseölen, erst seit 1986 werden Rapspflanzen angebaut, die für unsere Ernährung geeignet sind. Rapsöl wurde ursprünglich nur raffiniert angeboten, jedoch gibt es heute zahlreiche Anbieter von kalt gepresstem Öl. Dabei werden die ölhaltigen Saaten bei besonders niedriger Temperatur gepresst, auch um enthaltene Vitamine und Antioxidantien zu erhalten.

Zusammensetzung der Fettsäuren

- 13 Prozent gesättigt: Palmitin- und Stearinsäure
- 56 Prozent einfach ungesättigt: Ölsäure
- 31 Prozent mehrfach ungesättigt: Linolsäure, Alpha-Linolensäure

Rapsöl hat einen besonders hohen Anteil an Ölsäure und im Vergleich zu Olivenöl ein sehr gutes Verhältnis von Linol- und Alpha-Linolensäure. Raffiniert schmeckt das Öl eher neutral, kalt gepresst hat es einen ganz feinen, herben Geschmack.

Tipp: Verwenden Sie raffiniertes Rapsöl zum Braten unter normalen Temperaturen bis 180 °C wie auch zum Backen und Schmoren. Kalt gepresste Öle eignen sich beispielsweise für Salate oder selbst gemachte Mayonnaise.

In Deutschland beträgt die Anbaufläche für Raps mehr als eine Million Hektar – damit ist er die wichtigste Ölfrucht hierzulande.

Sesamöl

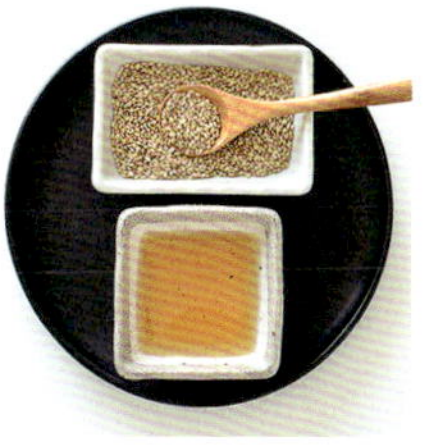

Sesam wird bereits seit Jahrtausenden angebaut, Hauptanbaugebiete sind heute die Türkei, Indien und China. Sesamöl lässt sich in zwei Arten unterscheiden: Es gibt das dunkle Sesamöl, welches aus gerösteter Sesamsaat hergestellt wird. Zum anderen ist helles Sesamöl aus unverarbeiteter Saat im Handel, das sich wiederum in kalt gepresstes und raffiniertes Öl einteilen lässt.

Zusammensetzung der Fettsäuren

- 13 Prozent gesättigt: Palmitin- und Stearinsäure
- 42 Prozent einfach ungesättigt: Ölsäure
- 45 Prozent mehrfach ungesättigt: Linolsäure, Alpha-Linolensäure

Der hohe Gehalt an den beiden Antioxidantien Sesamol und Sesamolin macht das Öl besonders lange haltbar. Aufgrund seines hohen Anteils an der Omega-6-Fettsäure Linolsäure sollte es nicht regelmäßig und eher sparsam für Speisezubereitungen genutzt werden.

Tipp: Das geröstete Sesamöl schmeckt sehr aromatisch nach Sesam.

Sojaöl

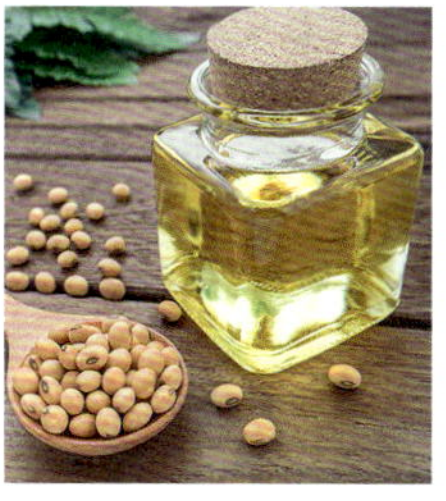

Die ursprünglich wild wachsende Form der heute kultivierten Sojabohne stammt aus Japan, Korea und der Mandschurei, dem nordöstlichen Teil Chinas. Erst Ende des 19. Jahrhunderts kam die Pflanze nach Amerika und Europa. Je nach Sorte können Sojabohnen in Form und Farbe variieren. Der Bohnenkern enthält etwa 48 Prozent Eiweiß, 18 Prozent Fett und elf Prozent verwertbare Kohlenhydrate sowie 16 Prozent Ballaststoffe.

Zusammensetzung der Fettsäuren

- 15 Prozent gesättigt: Palmitin- und Stearinsäure
- 23 Prozent einfach ungesättigt: Ölsäure
- 62 Prozent mehrfach ungesättigt: Linolsäure, Alpha-Linolensäure

Heute werden die meisten Sojabohnen in den USA und Brasilien angebaut.

Für unsere Ernährung wird aus der Bohne neben Öl auch eine Vielzahl traditioneller wie moderner veganer Lebensmittel gewonnen, darunter z. B. Mehl, Quark, Milch und Saucen aus Soja, Tofu, Miso oder Fleischersatzprodukte.

Tipp: Sojaöl ist in der Regel raffiniert, kalt gepresst zeichnet es sich durch einen ausgeprägten Geschmack aus, der vor allem mit Gerichten aus der fernöstlichen Küche harmoniert. Kalt gepresstes Sojaöl weist zudem einen besonders hohen Anteil an Lecithin auf.

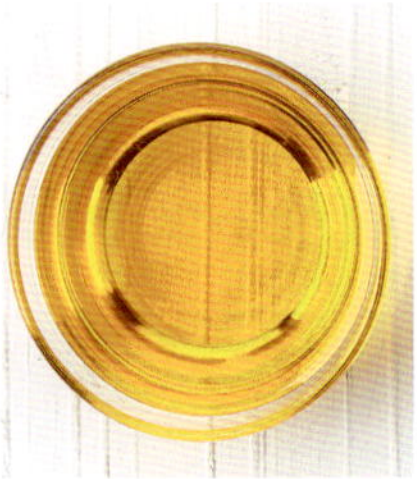

Sonnenblumenöl

Die Urheimat der Sonnenblume liegt zwischen Nebraska und Nordmexiko. Die Spanier brachten sie nach Europa. Hierzulande ist das Öl aus der Pflanze eines der beliebtesten Speiseöle, das auch bei der Herstellung von Margarine und Mayonnaise bevorzugt eingesetzt wird. In der Regel wird raffiniertes Sonnenblumenöl angeboten, kalt gepresstes Sonnenblumenöl ist eine seltener anzutreffende Spezialität.

Zusammensetzung der Fettsäuren

- 12 Prozent gesättigt: Palmitin- und Stearinsäure zu gleichen Anteilen
- 24 Prozent einfach ungesättigt: Ölsäure
- 64 Prozent mehrfach ungesättigt: Linolsäure, Alpha-Linolensäure

Sonnenblumenöl hat einen besonders hohen Anteil an Linolsäure. Da es sich dabei wie eingangs beschrieben um eine entzündungsfördernde Omega-6-Fettsäure handelt, ist der tägliche Konsum von Sonnenblumenöl nicht zu empfehlen.

Tipp: Dafür punktet Sonnenblumenöl in Maßen konsumiert mit einem außerordentlich hohen Gehalt an Vitamin E.

Sonnenblumenöl kann je nach Herstellungsverfahren und Qualität hellgelb bis fast transparent sein.

Walnussöl

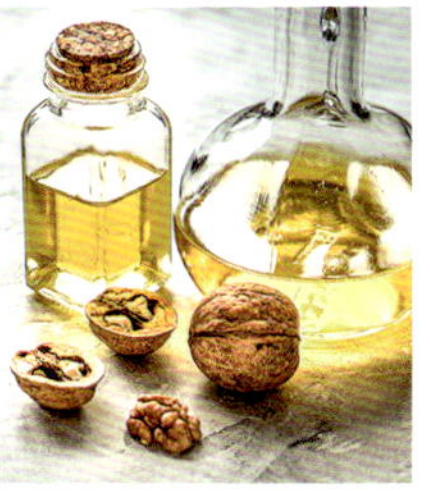

Ursprünglich stammt die Walnuss aus Persien und gelangte lange vor unserer Zeitrechnung nach Europa. Das weltweit größte Anbaugebiet liegt heute in Kalifornien. Walnüsse haben einen Fettgehalt von 62 Prozent, liefern 16 Gramm Eiweiß und elf Gramm Kohlenhydrate auf 100 Gramm Nüsse. Zudem Magnesium, Lecithin – das u. a. am Fettstoffwechsel beteiligt ist –, und B-Vitamine, allen voran das Vitamin B6, das eine wichtige Rolle für unser Nervensystem und die Körperabwehr spielt.

Zusammensetzung der Fettsäuren

- 8 Prozent gesättigt: Palmitin- und Stearinsäure
- 20 Prozent einfach ungesättigt: Ölsäure
- 72 Prozent mehrfach ungesättigt: Linolsäure, Alpha-Linolensäure

Walnussöl gibt es im Handel vor allem kalt gepresst, nur dann hat das Öl auch den typisch nussigen Geschmack. Das Omega-6- zu Omega-3-Verhältnis liegt bei 6:1.

Unter den Nussölen hat Walnussöl das beste Omega-6- zu Omega-3-Verhältnis.

Tipp: Aufgrund seines besonders hohen Anteils an mehrfach ungesättigten Fettsäuren sowie Vitamin E sollte es nur für die kalte Küche verwendet werden.

Weizenkeimöl

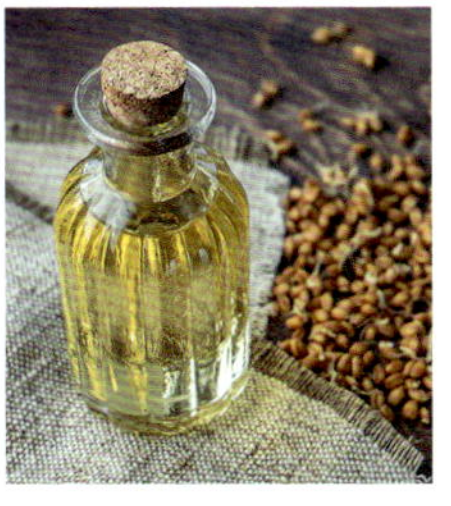

In erste Linie dient Weizen als Brotgetreide. Aus dem Keim, der vom restlichen Korn getrennt wird, lässt sich über Kaltpressung oder Extraktion aber auch das Öl entziehen. Der Fettgehalt des Korns liegt bei zwei, des Keimlings bei sechs bis acht Prozent. Somit ist die Ölausbeute sehr gering und man benötigt fast eine Tonne Weizen, um zwei Liter des honiggelben Öls zu gewinnen.

Zusammensetzung der Fettsäuren

- 16 Prozent gesättigt: Palmitin- und Stearinsäure
- 22 Prozent einfach ungesättigt: Ölsäure
- 62 Prozent mehrfach ungesättigt: Linolsäure, Alpha-Linolensäure

Weizen ist die wichtigste Getreideart im westlichen Kulturraum.

Kalt gepresstes Weizenkeimöl liefert neben einem hohen Vitamin-E-Gehalt auch größere Mengen Lecithin sowie Carotinoide, der Geschmack erinnert an das Getreide.

Tipp: Das Öl eignet sich aufgrund seines hohen Anteils an mehrfach ungesättigten Fettsäuren nicht zum Braten oder Kochen, sondern ausschließlich für die kalte Küche. Es verfeinert Salate, Dips, Dressings und auch fertige Gemüsesuppen beim Anrichten.

Nüsse und Kerne – Fette klug verpackt

Auch Nüsse enthalten viele wertvolle einfach (EUFS) und mehrfach ungesättigte Fettsäuren (MUFS), zudem Proteine, komplexe Kohlenhydrate wie auch Vitamine, Mineralstoffe und Ballaststoffe. Der Anteil an gesättigten Fettsäuren (GFS) ist vergleichsweise niedrig. Hatten sie lange ein schlechtes Image und galten als zu fett- und kalorienreich, weiß man heute aus zahlreichen Studien, wie gesund Nüsse sind.

Ihr Verzehr in Maßen kann sich günstig auf die Blutfettwerte und den Blutzuckerspiegel auswirken. Ein weiteres Beispiel: Der hohe Anteil an Omega-3-Fettsäuren in Walnüssen beeinflusst auch entzündliche Erkrankungen wie Rheuma oder Schuppenflechte positiv.

Um Nüsse möglichst frisch zu halten, sollten sie generell in einem luftdichten Behälter aufbewahrt werden. Dann halten sie sich im Kühlschrank sogar bis zu sechs, in der Tiefkühlung bis zu zwölf Monate.

Nüsse: Energiegehalt und Fettzusammensetzung

SORTE (JE 100 g)	KILO-KALORIEN	GESAMTFETT (IN g)	FETTSÄUREPROFIL		
			GFS (IN g)	EUFS (IN g)	MUFS (IN g)
Cashewkerne	570	42	9	24	7
Erdnüsse	567	48	8	22	14
Haselnüsse	644	62	5	47	7
Macadamianüsse	687	73	22	43	3
Mandeln	577	54	5	37	10
Paranüsse	670	67	15	22	22
Pekannüsse	703	72	5	43	18
Pinienkerne	575	51	6	20	23
Pistazien	581	52	6	20	23
Walnüsse	662	63	6	10	41

Quelle: aus „Nüsse in der gesunden Ernährung"; Ernährungs Umschau 09/07

Tierische Fette

Tierische Fette enthalten immer auch Cholesterin.

Diese Gruppe fasst alle Fette zusammen, die von Tieren stammen. Sie unterscheiden sich von pflanzlichen Fetten nicht nur in ihrer Herkunft, sondern auch in Geschmack und Konsistenz sowie durch ihr Fettsäuremuster. Daraus ergibt sich auch ein anderer gesundheitlicher Wert dieser Fette, die nicht zuletzt immer auch den fettähnlichen Stoff Cholesterin enthalten (siehe Seite 16).

Wie eingangs bereits erläutert, ist Nahrungscholesterin zwar rehabilitiert, da der Cholesteringehalt eines Nahrungsmittels unser Blutcholesterin weniger beeinflusst als die Zusammensetzung und Menge der aufgenommenen Fette insgesamt. Aber: Ein zu hoher Konsum gesättigter Fette kann dem Organismus schaden.

Und davon enthalten tierische Fette in der Regel mehr als pflanzliche.

Tierische Fette stecken nicht nur in Wurst und Fleisch, sondern z. B. auch in Fast Food und Fertiggerichten bis hin zu Schokolade. Schlachtfette wie Schmalz und Talg haben in der Ernährung an Bedeutung verloren. Näher eingehen möchte ich auf Eier und Milch bzw. Milchprodukte. Vor allem Letztere stellen hochwertige Lebensmittel mit einer Vielzahl von Nährstoffen dar, die einen gesundheitlichen Nutzen haben.

Kakaobutter und Schokolade

Das Fett in der dunklen Schokolade – bestehend aus Fettsäuren der Kakaobutter und Milchfett– hat ein ausgewogenes Fettsäureprofil, aber enthält vor allem Öl- und Stearinsäure. Auch Milchfett kann in Schokolade auf Vollmilchbasis enthalten sein.

Schokolade liefert vor allem viel Zucker. Als Faustregel lässt sich sagen, dass sie mindestens einen 70-prozentigen Kakaoanteil haben muss, um einen gesundheitlichen Vorteil zu bieten. Sie schmeckt dann eher bitter als süß, was an den enthaltenen Flavonoiden liegt. Diesen sekundären Pflanzenstoffen wird ein hoher Gesundheitswert bezüglich der Vorsorge von z. B. Herz-Kreislauf-Erkrankungen oder Krebs zugeschrieben.

Milchfett und Butter

Die Butter ist mit 80 Prozent Fett das prominenteste Fettprodukt aus dem Bereich der tierischen Lebensmittel. In der Regel wird Kuhmilch für die Butterherstellung verwendet, es gibt aber auch Schaf- oder Ziegenmilchbutter. Der natürliche Fettgehalt von Rohmilch liegt um die vier Prozent. Die über die Milch gleichmäßig verteilten Fettkugeln und der niedrige Schmelzpunkt des Milchfettes machen die Milch zu einem leicht verdaulichen Produkt.

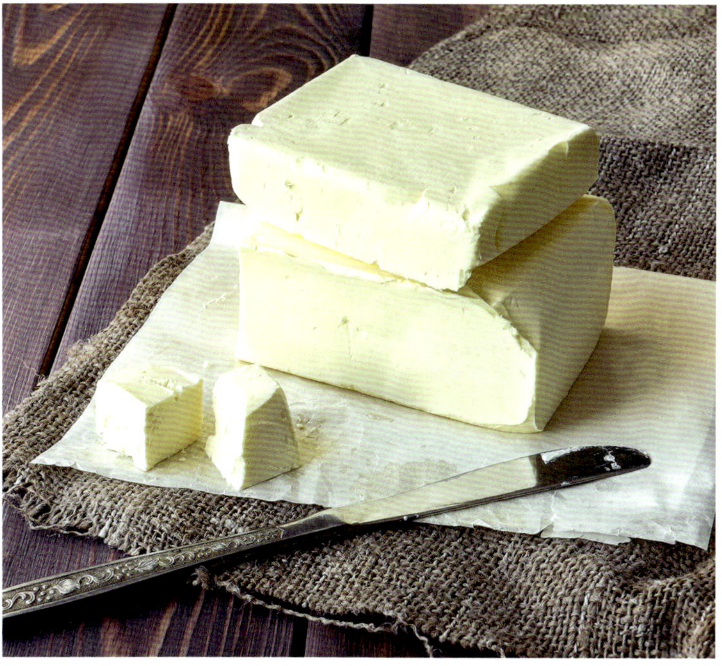

Heute wissen wir, dass Nahrungscholesterin aus der Butter kaum Einfluss auf unser Blutcholesterin hat.

Sowohl Milch wie auch Milchprodukte sind hinsichtlich ihres Fettgehaltes und -musters abhängig von der Fütterung und den Haltungsbedingungen der Tiere. Die klassische Vollmilch im Handel hat 3,5 oder 3,8 Prozent Fett, fettarme Milch ist teilentrahmt und verfügt über einen Fettgehalt von 1,5 bis 1,8 Prozent. Am wenigsten Fett hat Magermilch mit höchstens 0,5 Prozent Fett.

Die Fettsäurezusammensetzung von Milch und Milchprodukten ist abhängig von der Fütterung und Haltung der Tiere.

Bleibt noch die Heumilch, darunter versteht man z. B. Milch von Kühen, die nicht mit Silage (fermentiertes Gras, Mais oder Rüben) gefüttert werden, sondern mit frischem Grünlandfutter, Heu und Getreide. Die Bezeichnung Heumilch ist seit 2016 EU-weit gesetzlich geschützt. Durch die besondere Fütterung hat die Milch in der Regel einen leicht höheren Anteil an einfach und mehrfach ungesättigten Fettsäuren.

Dennoch sind die Qualitätsunterschiede bei Heumilch sehr groß, denn nicht jede heumilchgebende Kuh steht ganzjährig auf der Weide. So kann das Fettsäuremuster auch innerhalb der Heumilch stark variieren und sich gar nicht von konventioneller oder Biomilch unterscheiden. Für uns als Verbraucher wird das leider nicht transparent.

Anders als häufig angenommen schneidet Butter im Vergleich mit Margarine oft besser ab.

Butter oder Margarine?

Diese Frage ist nicht so einfach zu beantworten. Lange Zeit galt Butter aufgrund ihres Cholesteringehalts als gesundheitsschädlich. Margarine ist zwar ein synthetisch hergestelltes Lebensmittel, wurde aber als rein pflanzliches Fett bevorzugt.

Inzwischen ist klar, dass das Nahrungscholesterin aus der Butter kaum Einfluss auf unser Blutcholesterin hat. Butter enthält das ganze Spektrum der Fettsäurelängen und ist deswegen sogar leicht verdaulich. Anders sieht es bei Margarine aus: Viele Sorten enthalten gehärtete oder teilgehärtete Fette und damit Transfettsäuren, die sehr schädlich für den menschlichen Organismus sein können.

Natürlich sollten verzehrte Buttermengen nicht übertrieben groß sein. Ein Richtwert lautet: 30 bis 40 Gramm sichtbare Fette wie Butter und Öle am Tag sind optimal. Der Anteil versteckter Fette aus Käse, Wurstwaren und Co. sollte etwas darunter liegen.

Eine Sonderstellung nimmt die Diätmargarine ein, bei deren Produktion sich die Hersteller verpflichten, die Fette so zu mischen, dass keine Härtungsprozesse erforderlich werden und des Weiteren der Anteil der ungesättigten Fettsäuren bei mindestens 40 Prozent liegt. Ohne Transfettsäuren und bei diesem Fettsäuremuster schneidet die Diätmargarine gegenüber Butter besser ab.

Das Ei – gut oder schlecht?

Jährlich konsumiert jeder von uns 200 Eier. Ein Großteil gelangt dabei verarbeitet in Kuchen und Gebäck, Teil- und Fertiggerichten, Desserts und Mayonnaise auf den Tisch. Und wer liebt nicht den Genuss von einem Frühstücksei am Wochenende? Tatsächlich sind Eier besonders reich an Vitaminen, Mineralstoffen und Spurenelementen. Sie liefern auch reichlich Lecithin und Cholin, beide Substanzen stehen für geistige Fitness und starke Nerven.

Nur das Eigelb enthält Fett. Das Fettsäuremuster von Eiern ist im Vergleich zu anderen tierischen Lebensmitteln äußerst günstig und weist mit gerade einmal 1,7 Gramm gesättigten Fettsäuren pro Ei weniger gesättigte Fette aus, als oft vermutet wird. Die meisten Fette sind ungesättigt: Ein Ei liefert ca. 2,2 Gramm einfach ungesättigte und ca. 0,8 Gramm mehrfach ungesättigte Fettsäuren. Unterm Strich empfehlen Wissenschaftler einen Konsum von durchschnittlich maximal vier bis fünf Eiern pro Woche.

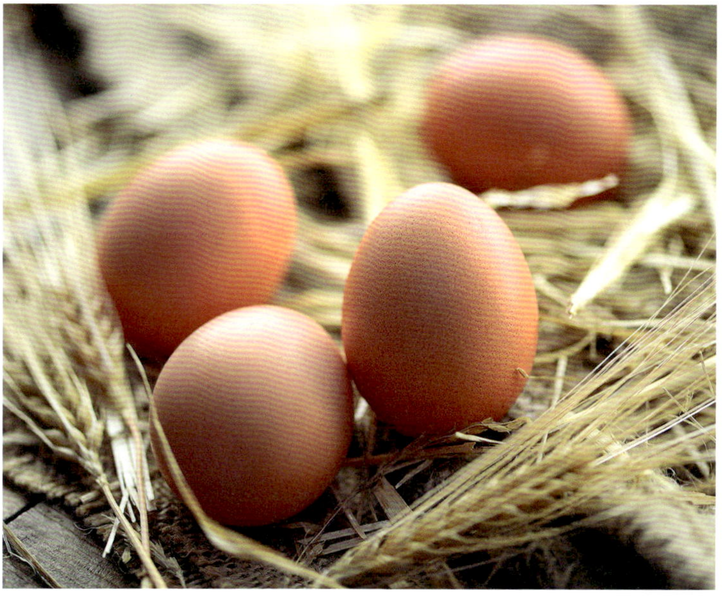

Das Fettsäuremuster von Eiern ist im Vergleich zu anderen tierischen Lebensmitteln äußerst günstig.

Fette und Öle in der Küche: Gut zu wissen

Welches Öl zum Kochen verwendet werden kann, hängt vor allem davon ab, welchen Rauchpunkt es hat.

Legen Sie Ihr schlechtes Gewissen ab, wenn Sie ein bisschen mehr Fett ins Essen geben, sonntags ein Frühstücksei essen oder eine Handvoll Nüsse vor dem Fernseher knabbern. Fette braucht unser Körper und daher sollten wir nicht zu sparsam damit umgehen, sondern Maß halten. Hilfreich kann dabei sein, auf die Nährwertangaben der Produkte beim Einkauf zu achten. Es sollten jeweils nicht mehr als ein Drittel der Fette aus gesättigten Fettsäuren bestehen.

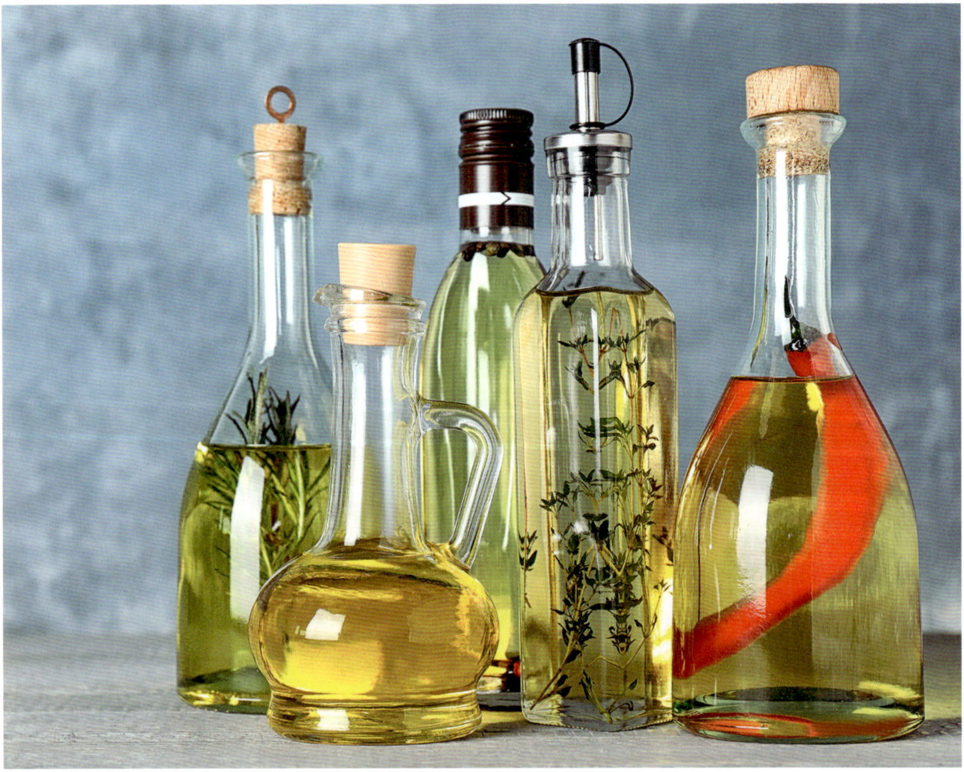

Die Stars zum Braten und Backen

Welches Öl zum Braten, Backen, Dünsten und Co. verwendet werden kann, hängt vor allem davon ab, welchen Rauchpunkt es hat. Damit ist die niedrigste Temperatur gemeint, bei der erhitztes Öl oder Fett Rauch entwickelt. Je höher diese Temperatur ist, desto mehr Hitze vertragen die Fett- oder Ölsorten – wodurch sich bestimmte Zubereitungsoptionen eröffnen.

Bei Ölen bestimmen die Art der Rohstoffgewinnung und das Fettsäuremuster den Rauchpunkt. Je mehr Hitze bei der Ölherstellung angewandt wird, desto mehr Hitze verträgt das fertige Öl später auch bei der Zubereitung von Gerichten.

> Bei Ölen bestimmen die Art der Rohstoffgewinnung und das Fettsäuremuster den Rauchpunkt.

Raffinierte Öle werden durch Pressung von erhitzten Kernen oder Samen gewonnen. Auf diese Weise erhält man besonders viel Öl und entfernt im Schritt der Raffination unerwünschte Begleitstoffe. Als Faustformel gilt: Raffinierte Öle haben einen Rauchpunkt über 200 °C, während kalt gepresste Öle einen Rauchpunkt von nur 120 bis 190 °C haben.

Beispiel: Natives Olivenöl extra kann man zum Braten nutzen, solange die Temperatur in der Pfanne unter 180 °C bleibt – etwa bei der Zubereitung von einem panierten Schnitzel. Beim Dünsten von Gemüse liegen die Temperaturen nur um die 100 bis maximal 120 °C. Hier sind viele Öle möglich: Rapsöl, Sojaöl oder auch natives Olivenöl extra.

Raffiniertes Öl zum Frittieren

Beim Frittieren wird das Öl auf über 200 °C erhitzt. Eine Temperatur, die nicht jedes Öl verträgt. Am besten eignet sich geschmacksneutrales, raffiniertes Öl mit einem nicht zu hohen Anteil an mehrfach ungesättigten Fettsäuren, z. B. Kokosöl.

Wer Gemüse oder Fleisch richtig anbraten will, braucht ebenfalls das richtige Fett oder Öl, sodass das Bratgut schön saftig bleibt. Beim Braten werden Temperaturen von bis zu 200 °C erreicht, auch in diesem Fall ist raffiniertes Öl wie Rapsöl oder auch kalt gepresstes Kokosöl geeignet. Letzteres bietet sich an, wenn Sie ein Steak scharf anbraten möchten, denn dabei werden noch heißere Temperaturen erreicht.

Spezialöle wie Leinöl, Walnuss- oder Hanföl sollten für die kalte Küche verwendet werden.

Alle Spezialöle dagegen, egal ob Lein-, Walnuss- oder Hanföl, sollten Sie für die kalte Küche verwenden. Meist steht auf dem Etikett, ob Sie es auch zum Kochen und Braten einsetzen dürfen. Bitte lesen Sie aufmerksam die Informationen auf den Ölflaschen durch. Wenn beschrieben ist, dass dieses Öl nur für die kalte Küche verwendet werden darf, dann sollten Sie sich daran halten.

Wie werden Öle richtig gelagert?

Speiseöle tragen ein Mindesthaltbarkeitsdatum. Bitte entsorgen Sie das Öl auch nach Überschreitung dieses Datums nicht sofort. Im verschlossenen Zustand können Speiseöle bei korrekter Lage-

Ölsorten wie Leinöl sollten Sie unbedingt im Kühlschrank lagern.

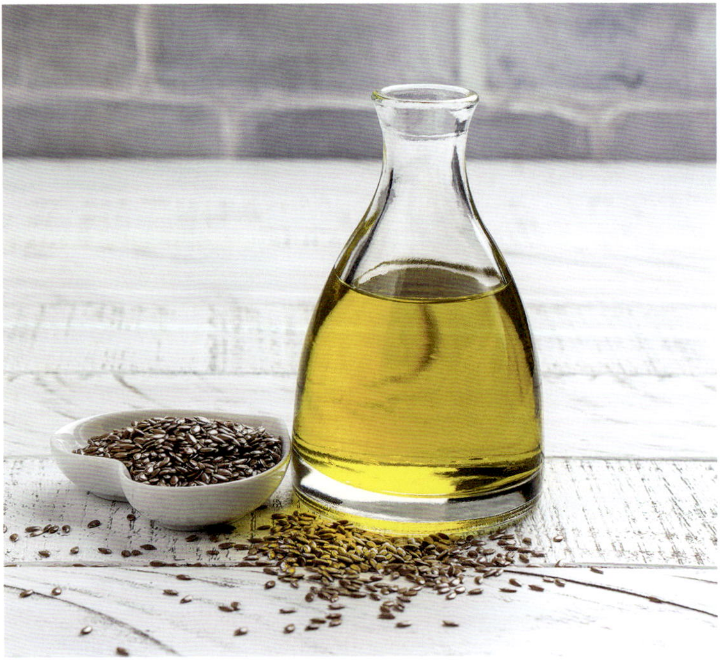

rung auch einige Wochen darüber hinaus verzehrt werden. Ein muffiger oder ranziger Geruch oder Geschmack sagt Ihnen, wann das Öl nicht mehr brauchbar ist – auch wenn das Mindesthaltbarkeitsdatum noch nicht überschritten wurde.

Grundsätzlich sollten Öle kühl und in lichtundurchlässigen Flaschen lagern. Tageslicht lässt die Fettsäuren oxidieren, die Öle werden ranzig. Sehr hochwertiges Öl wird daher auch in Metallflaschen angeboten. Grün- oder Braunglasflaschen sind aber gängige Praxis und erfüllen ihren Zweck.

Verwenden Sie zur Lagerung Ihrer Öle Glasflaschen und keine Plastikbehältnisse.

Sie lagern vermutlich Ihr Öl im Schrank und hoffentlich nicht auf dem Fensterbrett in der Küche. Verwenden Sie auch keine Plastikflaschen. Sollten Sie Öl in Plastikbehältnissen gekauft haben, füllen Sie es in Buntglasflaschen um.

Wichtig: Leinöl, Leindotteröl und auch Hanföl sollten aufgrund ihres hohen Anteils an mehrfach ungesättigten Fettsäuren unbedingt im Kühlschrank lagern.

Kalt gepresste Öle halten im Durchschnitt zwei bis drei Monate im geöffneten Zustand, ungeöffnet etwa ein Jahr. Gutes Leinöl hat nur eine Haltbarkeitszeit von drei Monaten. Raffinierte Öle sind unempfindlicher und sind geöffnet bis zu sechs Monate haltbar, verschlossen bis zu zwei Jahre.

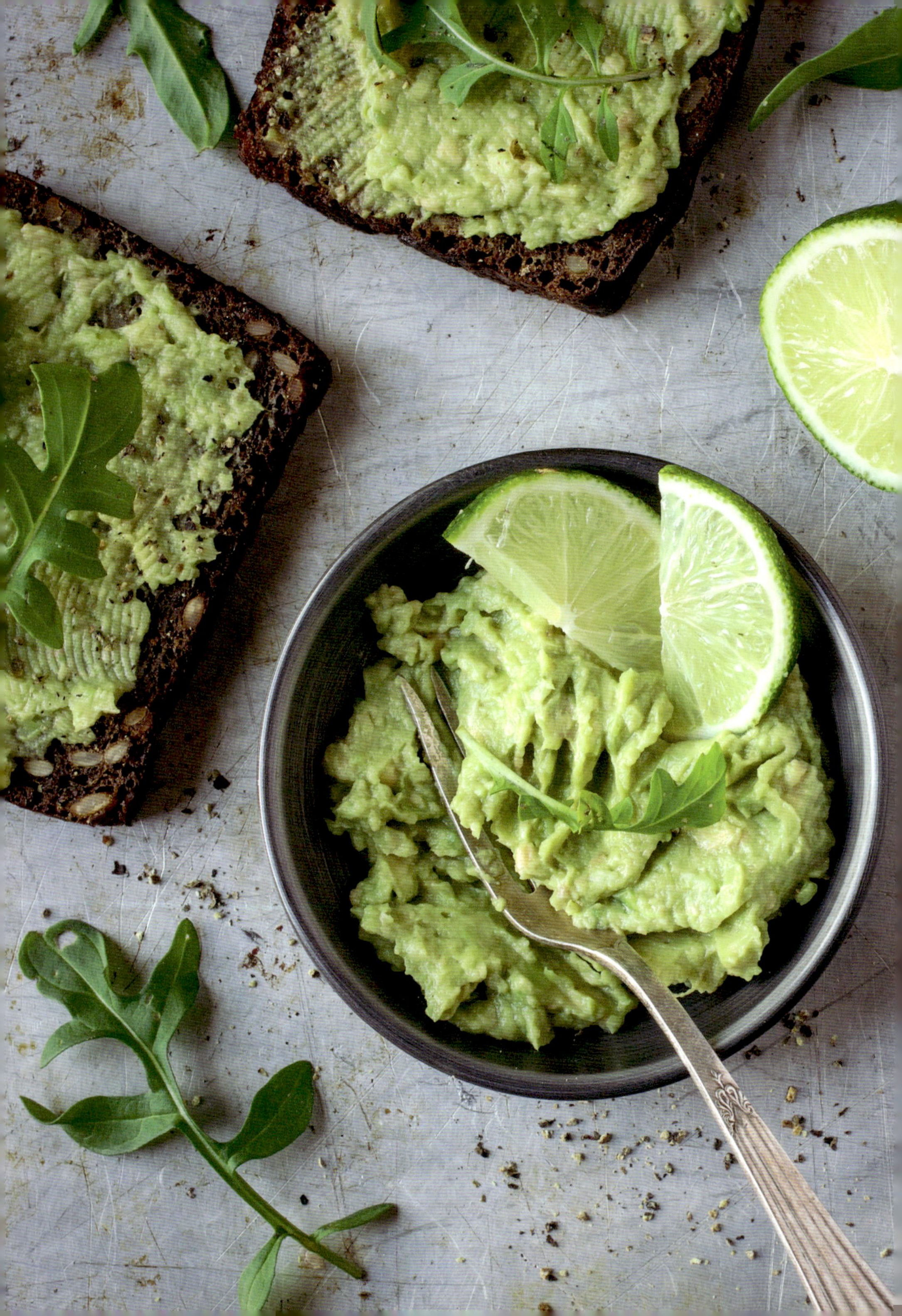

66 FETTSCHLAUE REZEPTE

Mit den richtigen Fetten lässt es sich lecker und gesund kochen. Jetzt geht es los! Einkaufen, kochen und genießen lautet das Motto – für mehr Spaß an gesundheitsfördernden Lebensmitteln, deren frischer Zubereitung und insgesamt an einer Ernährung, die Sie zufriedener machen kann als jemals zuvor. Unter den Nährwerten finden Sie jeweils die Fettzusammensetzung aufgeschlüsselt: Die Abkürzung GFS steht für gesättigte Fettsäuren, EUFS für einfach ungesättigte Fettsäuren und MUFS für mehrfach ungesättigte Fettsäuren.

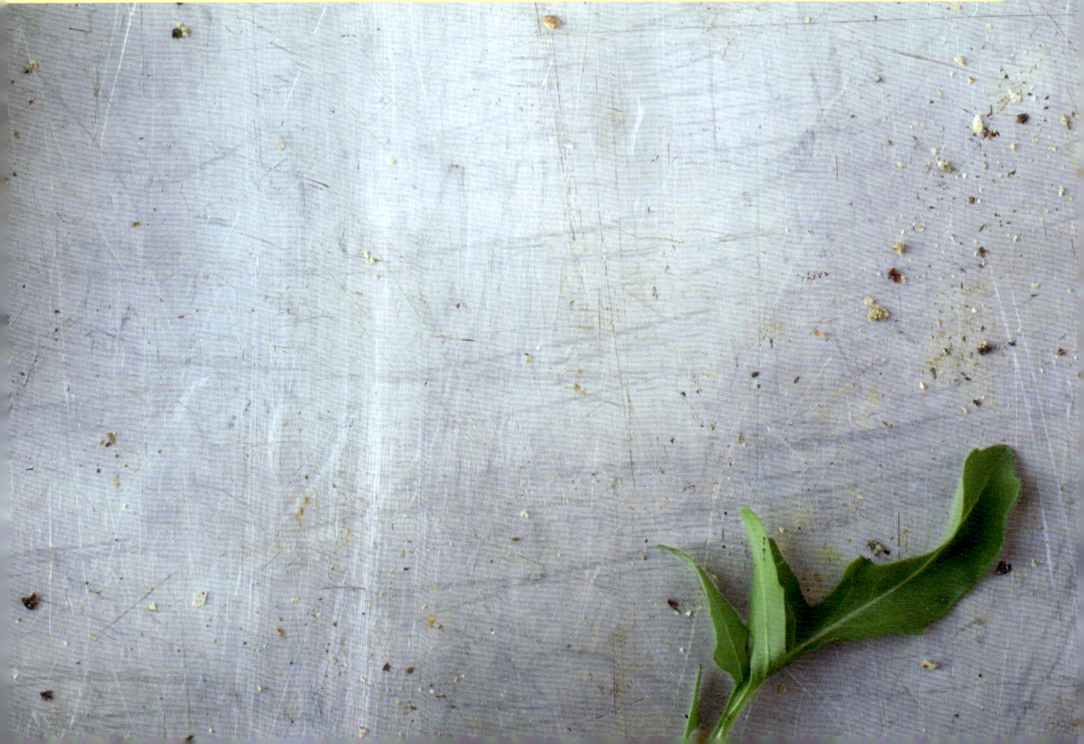

FRISCHE BROTAUFSTRICHE & DIPS

Ei-Senf-Dip mit Rapsöl

Zubereitungszeit: 15 Minuten

Eine Portion enthält:

80 Kilokalorien	17 g Fett
5 g Eiweiß	2 g GFS, 8 g EUFS, 7 g MUFS
2 g Kohlenhydrate	

Zutaten für 4 Personen

- 2 hart gekochte Eier, Größe M
- 200 g saure Sahne
- 4 EL Schnittlauch, in Röllchen
- 2 TL Senf, grobkörnig
- 2 EL Rapsöl, kalt gepresst
- Salz
- schwarzer Pfeffer

Zubereitung

Die Eier pellen und fein würfeln.

Saure Sahne mit den Schnittlauchröllchen, Senf und Rapsöl verrühren. Die Eierwürfel unterheben.

Mit Salz und Pfeffer abschmecken.

Lausitzer Quark mit Leinöl

Zubereitungszeit: 15 Minuten

Eine Portion enthält:

300 Kilokalorien	22 g Fett
18 g Eiweiß	3 g GFS, 5 g EUFS, 14 g MUFS
6 g Kohlenhydrate	

Zutaten für 4 Personen

- 1 Zwiebel
- 1 Bd. Schnittlauch
- 500 g Quark, Magerstufe
- 150 ml Milch, 3,5 % Fett
- 8 EL Leinöl, kalt gepresst
- 1 Prise Salz
- schwarzer Pfeffer

Zubereitung

Die Zwiebel abziehen und fein hacken. Schnittlauch waschen, trocken tupfen und in feine Ringe schneiden.

Den Quark mit Milch und Leinöl verrühren. Zwiebelwürfelchen und Schnittlauchringe unterheben. Mit Salz und Pfeffer abschmecken

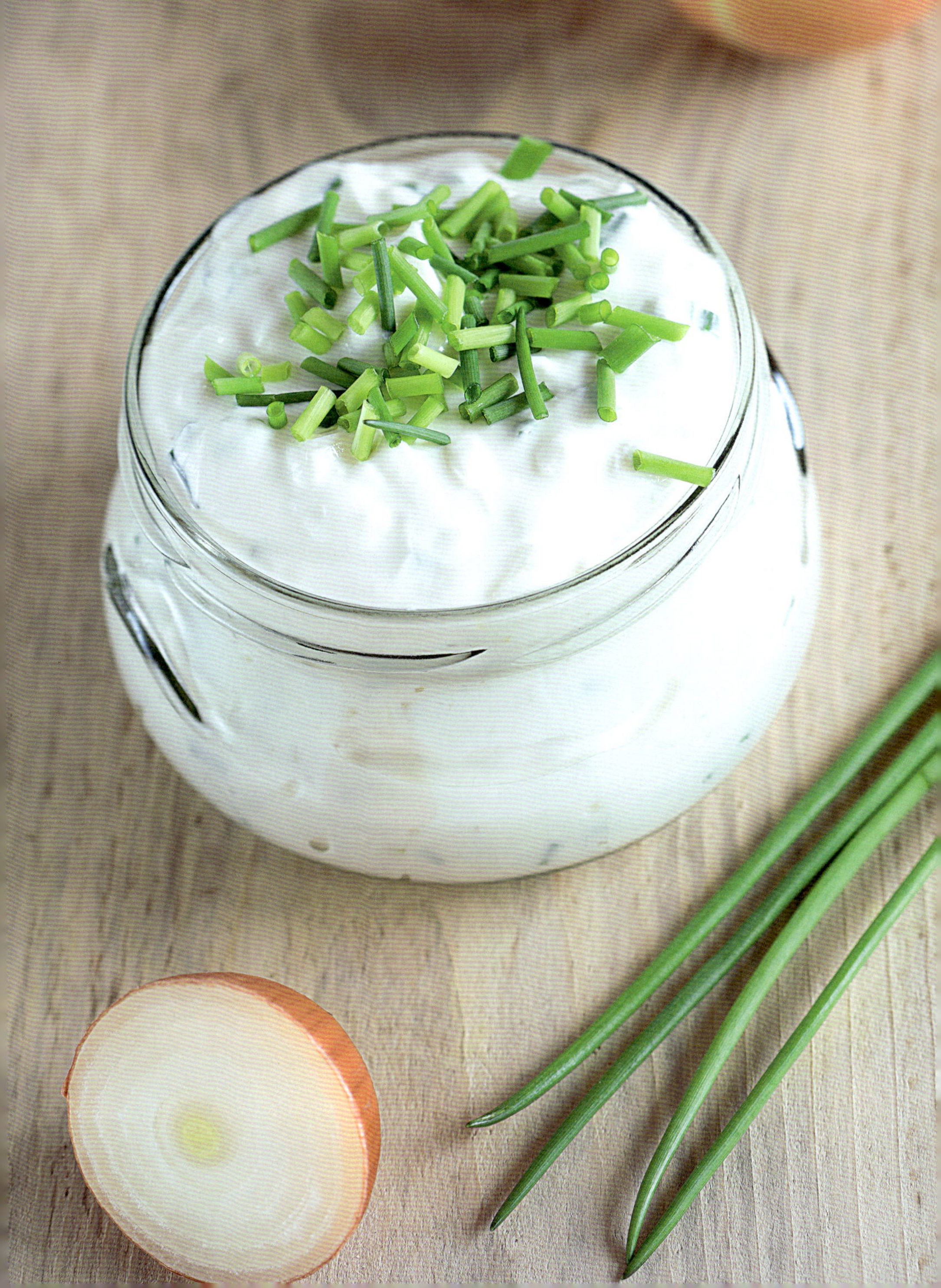

Brokkoli-Cashew-Aufstrich mit Olivenöl

Zubereitungszeit: 20 Minuten

Eine Portion enthält:

240 Kilokalorien	20 g Fett
8 g Eiweiß	4 g GFS, 13 g EUFS, 3 g MUFS
8 g Kohlenhydrate	

Zutaten für 4 Personen

- 200 g Brokkoli
- 1 Schalotte
- 3 EL natives Olivenöl extra
- 100 g Cashewkerne
- 30 g Petersilie, glatt
- 20 g Dill
- 10 g Schnittlauch
- 1 Beet Gartenkresse
- 1 Prise Salz
- weißer Pfeffer

Zubereitung

Brokkoli waschen, putzen, in Röschen zerteilen und etwa 5 Minuten in kochendem Salzwasser garen. Schalotte abziehen, fein würfeln und in 1 EL Öl glasig dünsten. Cashewkerne dazugeben und kurz anrösten. Kräuter waschen und fein hacken. Gartenkresse vom Ballen schneiden.

Alle Zutaten außer der Gartenkresse und die verbliebenen 2 EL Olivenöl in einen Mixer geben und fein pürieren. Mit Salz und Pfeffer abschmecken. Gartenkresse unterheben.

Hummus mit Olivenöl

Zubereitungszeit: 20 Minuten

Eine Portion enthält:

210 Kilokalorien	14 g Fett
6 g Eiweiß	3 g GFS, 8 g EUFS, 3 g MUFS
13 g Kohlenhydrate	

Zutaten für 4 Personen

- 1 Dose Kichererbsen, Abtropfgewicht 280 g
- 1 Knoblauchzehe
- 4 EL natives Olivenöl extra
- 1 Biozitrone
- 3 EL Sesamsamen, hell
- 1 Prise Salz
- ½ TL Kreuzkümmel, gemahlen
- ½ TL Paprikapulver

Zubereitung

Die Kichererbsen in ein Sieb geben, mit kaltem Wasser abbrausen und abtropfen lassen. Knoblauch abziehen und grob hacken. Zitrone auspressen.

Kichererbsen mit Knoblauch, Olivenöl, 2 EL Zitronensaft und Sesamsamen in einen Mixer geben und zu einer cremigen Paste pürieren. Eventuell noch etwas Olivenöl hinzugeben.

Hummus mit Salz, Kreuzkümmel und Paprika abschmecken.

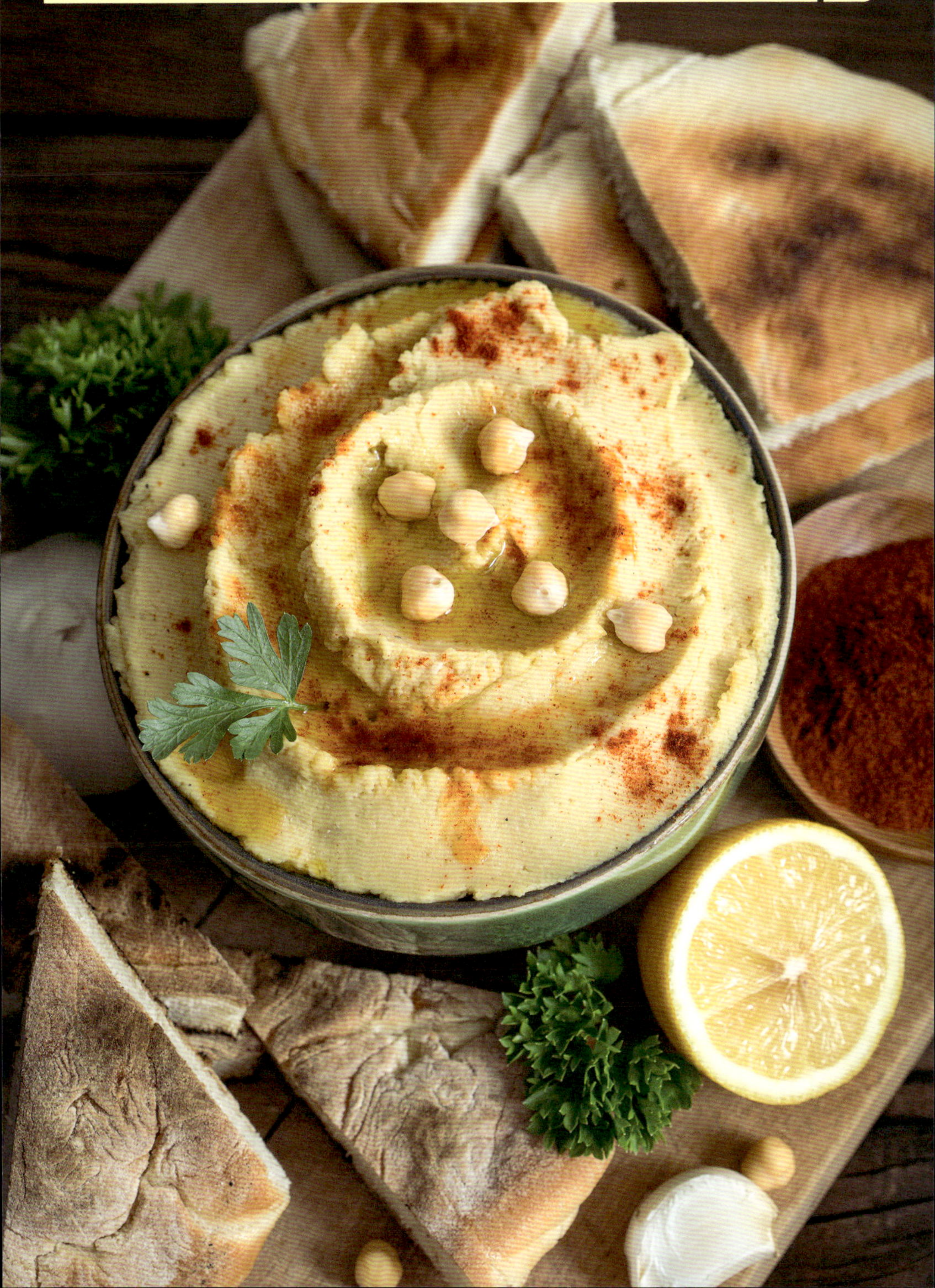

Skordalia-Dip mit Olivenöl

Zubereitungszeit: 30 Minuten

Eine Portion enthält:

180 Kilokalorien	15 g Fett
1 g Eiweiß	2 g GFS, 11 g EUFS, 2 g MUFS
10 g Kohlenhydrate	

Zutaten für 4 Personen

- 3 mittelgroße Kartoffeln, je ca. 80 g (vorwiegend mehlig kochend)
- 2 Knoblauchzehen
- 6 EL natives Olivenöl extra
- 1 Biozitrone
- ½ TL Salz

Zubereitung

Für diese griechische Kartoffel-Knoblauch-Paste zunächst die Kartoffeln waschen, schälen und 20 Minuten in leicht gesalzenem Wasser garen. Wasser abgießen und die Kartoffeln durch eine Kartoffelpresse drücken.

Knoblauch abziehen und durch eine Knoblauchpresse drücken. Zusammen mit dem Olivenöl, 2 EL Zitronensaft der Biozitrone und etwas Salz zu den Kartoffeln geben und zu einer Paste verrühren.

Skordalia ist als Vorspeise oder Dip geeignet, dazu schmeckt frisches Brot.

Guacamole mit Leinöl

Zubereitungszeit: 15 Minuten

Eine Portion enthält:

185 Kilokalorien	17 g Fett
2 g Eiweiß	3 g GFS, 10 g EUFS, 4 g MUFS
7 g Kohlenhydrate	

Zutaten für 4 Personen

- 2 Avocados
- 1 Biolimette
- 1 kleine Zwiebel, 40 g
- 1 Chilischote
- 1 Tomate
- 1 EL Leinöl, kalt gepresst
- ½ TL Kreuzkümmel, gemahlen
- 1 Prise Salz

Zubereitung

Für diesen Avocado-Dip-Klassiker die Avocados schälen und mit einer Gabel in einer Schüssel zerdrücken. Die Limette auspressen und den Saft sofort dazugeben, damit die Avocados nicht braun werden.

Zwiebel, Chilischote und Tomate in sehr kleine Würfel schneiden. Zusammen mit dem Leinöl unter die Avocadomasse rühren. Die fertige Guacamole mit Kreuzkümmel und Salz abschmecken und gleich servieren.

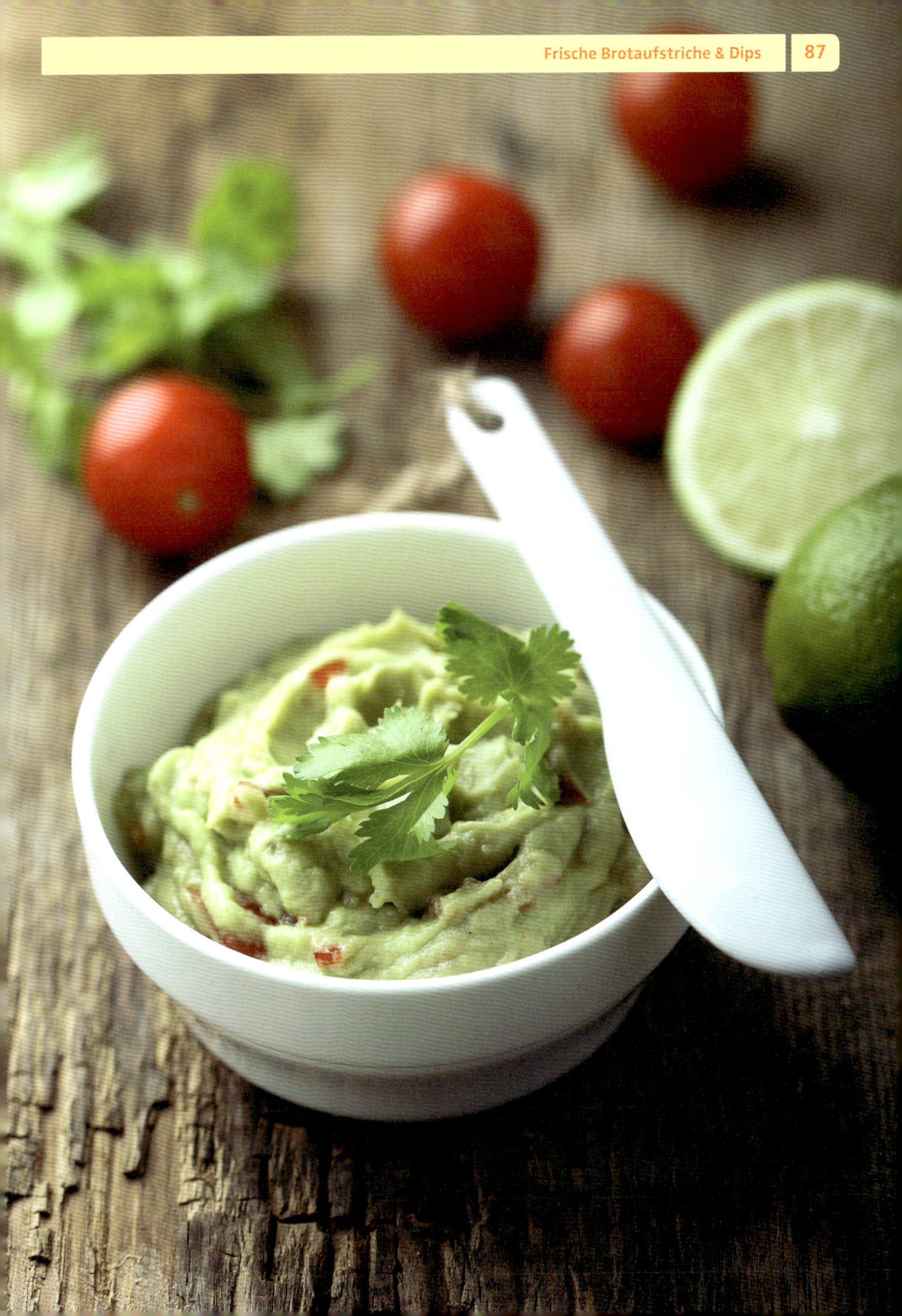

Champignon-Tofu-Paste
mit Lein- und Olivenöl

Zubereitungszeit: 20 Minuten

Eine Portion enthält:

270 Kilokalorien	24 g Fett
13 g Eiweiß	3 g GFS, 10 g EUFS, 11 g MUFS
3 g Kohlenhydrate	

Zutaten für 4 Personen

- 150 g Champignons
- 2 EL natives Olivenöl extra
- 200 g Tofu, geräuchert
- 4 EL Leinöl, kalt gepresst
- 1 TL Sojasauce
- 40 g Mandeln, geschält und gemahlen
- 1 Prise Salz
- schwarzer Pfeffer

Zubereitung

Champignons putzen und in Scheiben schneiden, dann im Olivenöl in einer Pfanne anbraten.

Tofu würfeln und zusammen mit dem Leinöl und der Sojasauce in einen Mixer geben.

Die angebratenen Pilze und die gemahlenen Mandeln dazugeben und alles zu einer cremigen Masse pürieren. Falls nötig, noch 1–2 EL Leinöl untermixen. Mit Salz und Pfeffer abschmecken.

Nusscreme mit Rapsöl

Zubereitungszeit: 25 Minuten

Eine Portion enthält:

342 Kilokalorien	28 g Fett
7 g Eiweiß	3 g GFS, 22 g EUFS, 3 g MUFS
16 g Kohlenhydrate	

Zutaten für 4 Personen

- 125 g Haselnüsse
- 80 g Datteln, entsteint und getrocknet
- 20 g Kakao, schwach entölt
- 3 EL Rapsöl, raffiniert
- 1 Prise Salz

Zubereitung

Die Haselnüsse für 10 Minuten auf ein Blech bei 200 °C in den Backofen geben, sodass sich die Haut löst. Die Nüsse in ein sauberes Geschirrhandtuch geben und die Haut abrubbeln.

Datteln in Wasser einweichen, dann in einem Sieb abtropfen lassen.

Haselnüsse, Datteln, Kakaopulver und das Öl in einem Mixer pürieren, bis ein sämiger Brei entsteht. Mit Salz abschmecken.

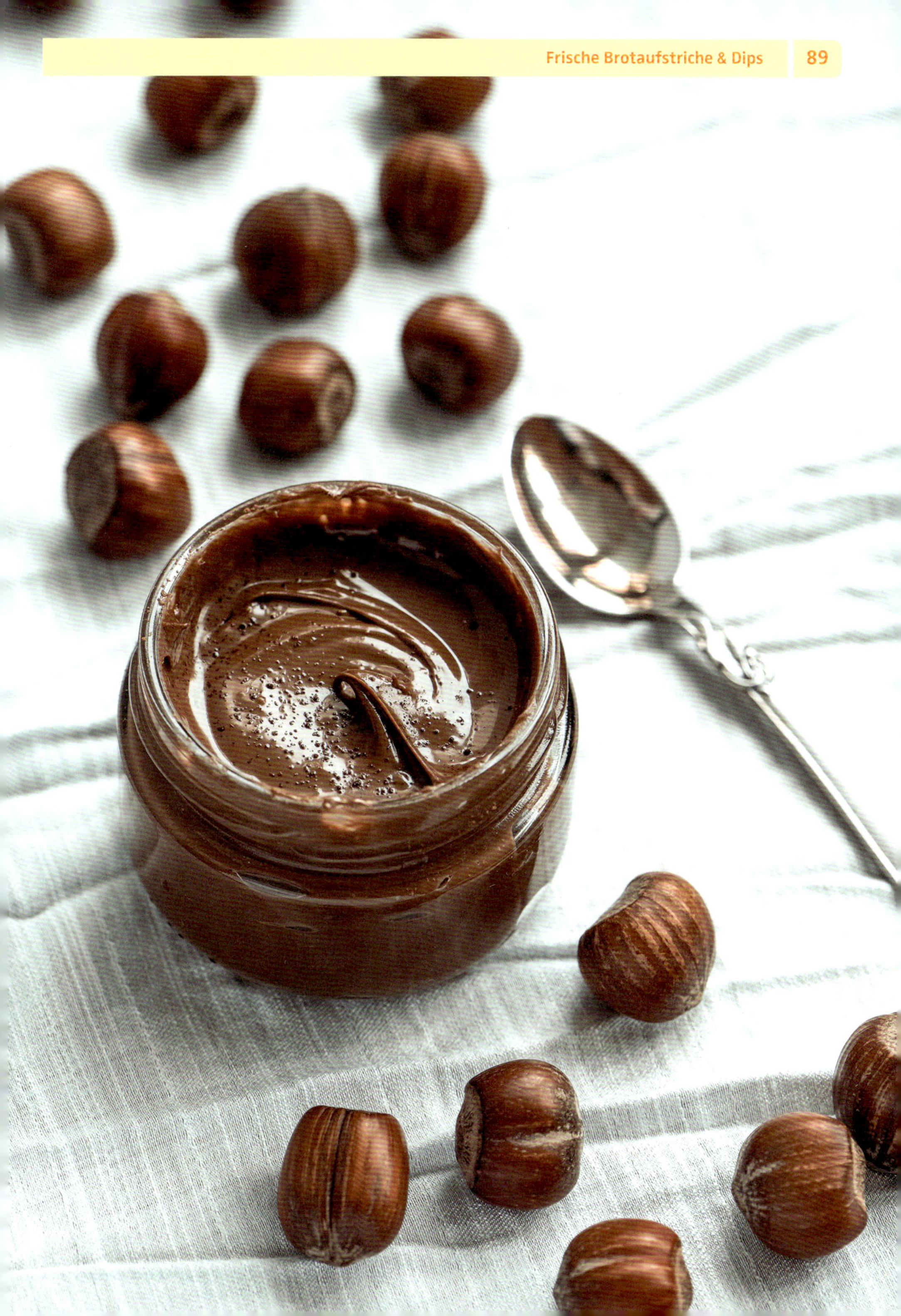

Möhrenbutter mit Pinienkernen

mit Olivenöl und Butter

Zubereitungszeit: 20 Minuten

Eine Portion enthält:

350 Kilokalorien	35 g Fett
4 g Eiweiß	18 g GFS, 13 g EUFS, 4 g MUFS
6 g Kohlenhydrate	

Zutaten für 4 Personen

- 40 g Pinienkerne
- 1 kleine Zwiebel, 40 g
- 2 EL natives Olivenöl extra
- 200 g Möhren
- 120 g Butter
- ½ TL Salz
- 1 TL Oregano
- weißer Pfeffer
- 70 g Tomatenmark

Zubereitung

Die Pinienkerne in einer Pfanne ohne Zugabe von Fett rösten und wieder herausnehmen. Zwiebel abziehen, fein hacken und in der Pfanne in dem Olivenöl glasig dünsten. Möhren waschen, putzen und fein raspeln und leicht mitdünsten. Butter, Salz, Oregano, Pfeffer und Tomatenmark untermengen und die Möhrenraspeln darin etwa 10 Minuten weich garen.

Das Ganze in einen Standmixer geben und zu einer geschmeidigen Masse pürieren. Abschmecken und die beiseitegelegten Pinienkerne unterheben, gleich servieren.

Erdnussbutter mit Rapsöl

Zubereitungszeit: 25 Minuten

Eine Portion enthält:

430 Kilokalorien	38 g Fett
19 g Eiweiß	7 g GFS, 19 g EUFS, 12 g MUFS
5 g Kohlenhydrate	

Zutaten für 4 Personen

- 250 g Erdnüsse, ungesalzen
- 3 EL Rapsöl, raffiniert
- 1 Prise Salz

Zubereitung

Falls die Erdnüsse noch von der braunen Haut und Schale umgeben sind, diese lösen. Dann die Nüsse in einer Pfanne ohne Zugabe von Fett rösten.

Nach dem Rösten zusammen mit Rapsöl und Salz in einen Mixer geben und pürieren. Wer es weich mag, püriert die Masse zu einem sämigen Brei. Wer es gerne crunchy mag, püriert so lange, bis noch kleine Erdnussstückchen in der Masse sind.

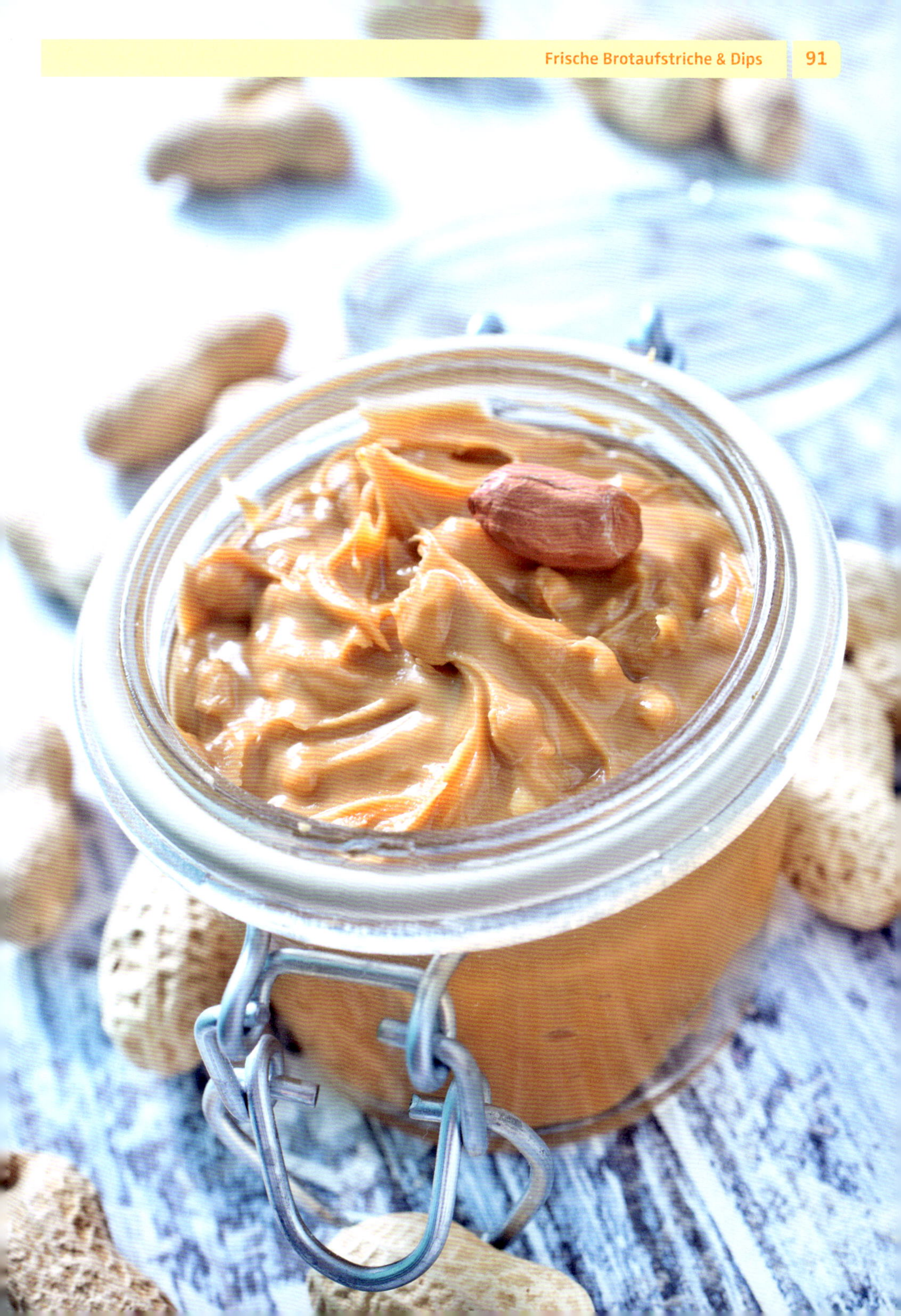

HEUTE BLEIBT DIE KÜCHE KALT: SALATE & FINGERFOOD

Graved Lachs das pure Fischfett

Zubereitungszeit: 25 Minuten
Durchziehzeit: 24 Stunden

Eine Portion enthält:

200 Kilokalorien	11 g Fett
20 g Eiweiß	4 g GFS, 4 g EUFS, 3 g MUFS
2 g Kohlenhydrate	

Zutaten für 10 Personen

- 1 kg Lachsfilet, mit Haut
- 15 g Meersalz, grob
- 2 EL Zucker, braun
- 1 Biozitrone
- 2 Bd. Dill
- 50 ml Gin

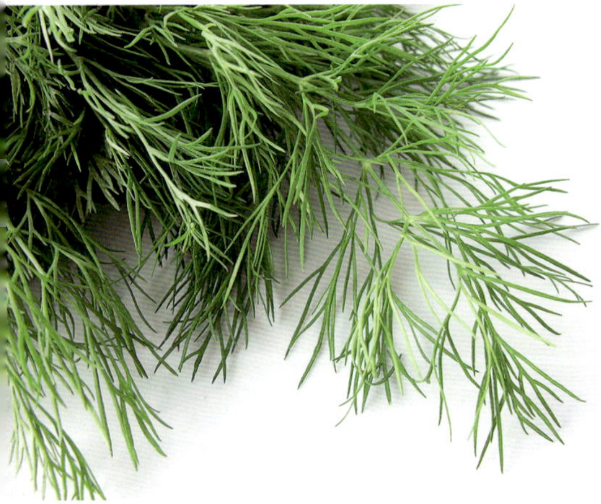

Zubereitung

Lachs kalt abbrausen, trocken tupfen, gegebenenfalls Gräten und Bauchlappen entfernen. Salz und Zucker mischen. Lachs damit einreiben. Schale von der Zitrone fein abreiben. Dill waschen, trocken schütteln und hacken. Zitronenschale und Dill über den Fisch streuen.

Lachs mit Gin beträufeln. Anschließend eng in Klarsichtfolie wickeln und mindestens 24 Stunden in einer Schale in den Kühlschrank stellen. Nach der Durchziehzeit herausnehmen und kurz trocknen. In dünne Scheiben schneiden und servieren.

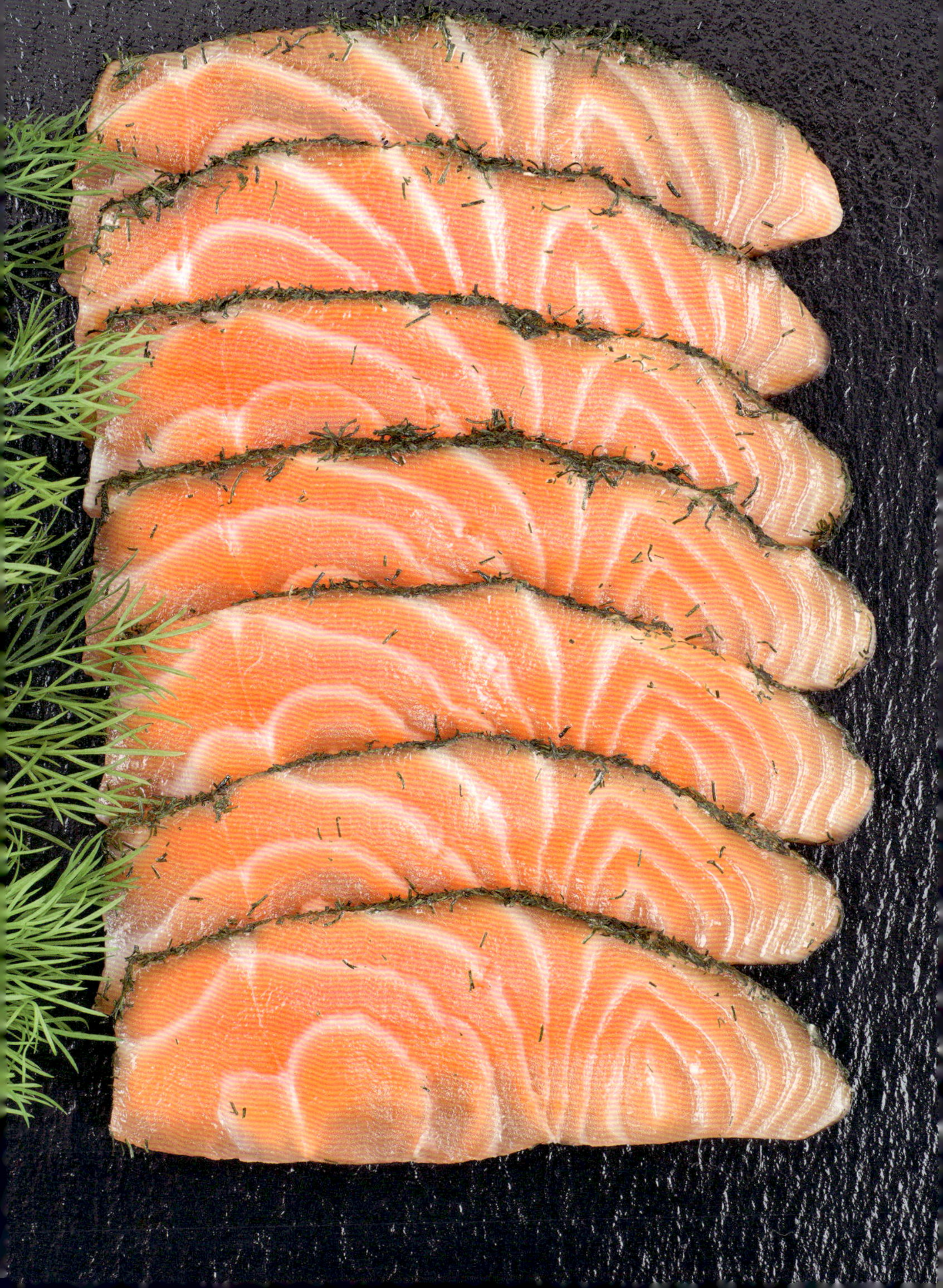

Matjessalat mit grünen Bohnen mit Rapsöl

Zubereitungszeit: 45 Minuten
Durchziehzeit: min. 1 Stunde

Eine Portion enthält:

490 Kilokalorien	43 g Fett
21 g Eiweiß	7 g GFS, 22 g EUFS, 9 g MUFS
5 g Kohlenhydrate	

Zutaten für 4 Personen

- 250 g grüne Bohnen
- ¼ TL Salz
- 1 Stange Staudensellerie
- 1 rote Paprika
- 1 Schalotte
- 6 Matjesfilets, je 80 g
- 4 EL Weißweinessig
- 1 EL Senf, mittelscharf
- 6 EL Rapsöl, kalt gepresst
- 1 Prise Salz
- schwarzer Pfeffer
- 1 Prise Zucker

Zubereitung

Bohnen putzen und im leicht gesalzenen Wasser etwa 12 Minuten bissfest garen, in 2 cm lange Stücke schneiden. Staudensellerie putzen und in feine Scheiben schneiden. Paprika putzen und fein würfeln, Schalotte abziehen und fein hacken.

Matjes in mundgerechte Stücke schneiden. Essig, Senf, Öl, Salz, Pfeffer und Zucker zu einem Dressing aufschlagen.

Alle Zutaten in eine Schüssel geben, mit dem Dressing beträufeln und vor dem Genuss mindestens 60 Minuten durchziehen lassen.

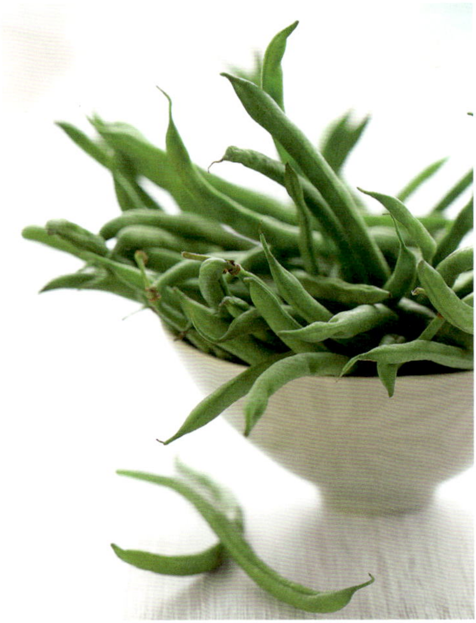

Brokkolisalat mit Kürbiskernöl

Zubereitungszeit: 25 Minuten

Eine Portion enthält:

250 Kilokalorien	21 g Fett
10 g Eiweiß	4 g GFS, 6 g EUFS, 11 g MUFS
6 g Kohlenhydrate	

Zutaten für 4 Personen

- 600 g Brokkoli
- 10 g Leinsamen, geschrotet
- 30 g Kürbiskerne
- 20 g Sonnenblumenkerne
- 6 EL Kürbiskernöl, kalt gepresst
- 2 EL Balsamicoessig
- 1 Prise Salz
- schwarzer Pfeffer

Zubereitung

Brokkoli putzen, in mundgerechte Röschen schneiden und in leicht gesalzenem Wasser etwa 8 Minuten garen, dann abgießen.

Inzwischen Leinsamen, Kürbiskerne und Sonnenblumenkerne in einer beschichteten Pfanne ohne Fett leicht anrösten, danach aus der Pfanne nehmen und grob hacken.

Dressing aus Kürbiskernöl und Balsamico herstellen, mit Salz und Pfeffer würzen. Alle Zutaten in eine Salatschüssel geben und miteinander vermengen.

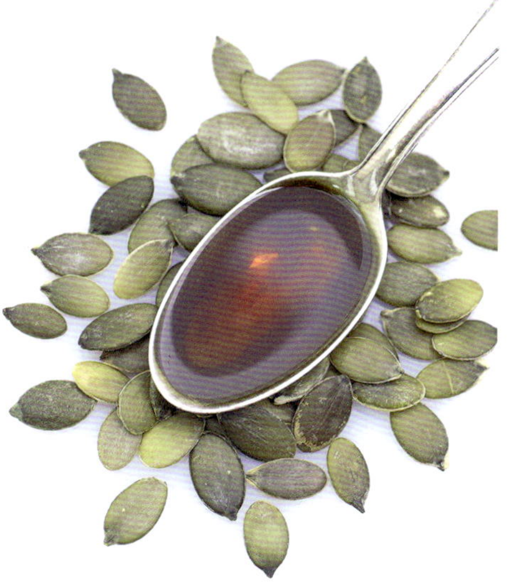

Bunter Avocadosalat
mit Walnussöl

Zubereitungszeit: 25 Minuten

Eine Portion enthält:

450 Kilokalorien	40 g Fett
10 g Eiweiß	11 g GFS, 14 g EUFS,
10 g Kohlenhydrate	15 g MUFS

Zutaten für 4 Personen

- 100 g Rucola
- 2 Avocados
- 4 Tomaten
- je 1 gelbe und rote Paprika
- 100 g Roquefortkäse
- 6 EL Walnussöl, kalt gepresst
- 1 Biozitrone
- 1 Prise Salz
- weißer Pfeffer
- ½ TL Zucker
- 2 EL Walnüsse, gehackt

Zubereitung

Rucola waschen, putzen und in mundgerechte Stücke zupfen. Avocados schälen, halbieren, Stein entfernen und in dünne Streifen schneiden.

Tomaten und Paprika waschen und beides in mundgerechte Stücke schneiden. Roquefortkäse mit einer Gabel zerbröseln. Die Zitrone auspressen.

Aus Walnussöl, Zitronensaft, Salz, Pfeffer und Zucker ein Dressing herstellen.

Alle Zutaten bis auf die gehackten Walnüsse auf vier Salatschüsseln anrichten und mit dem Dressing beträufeln. Walnüsse zum Schluss darüberstreuen.

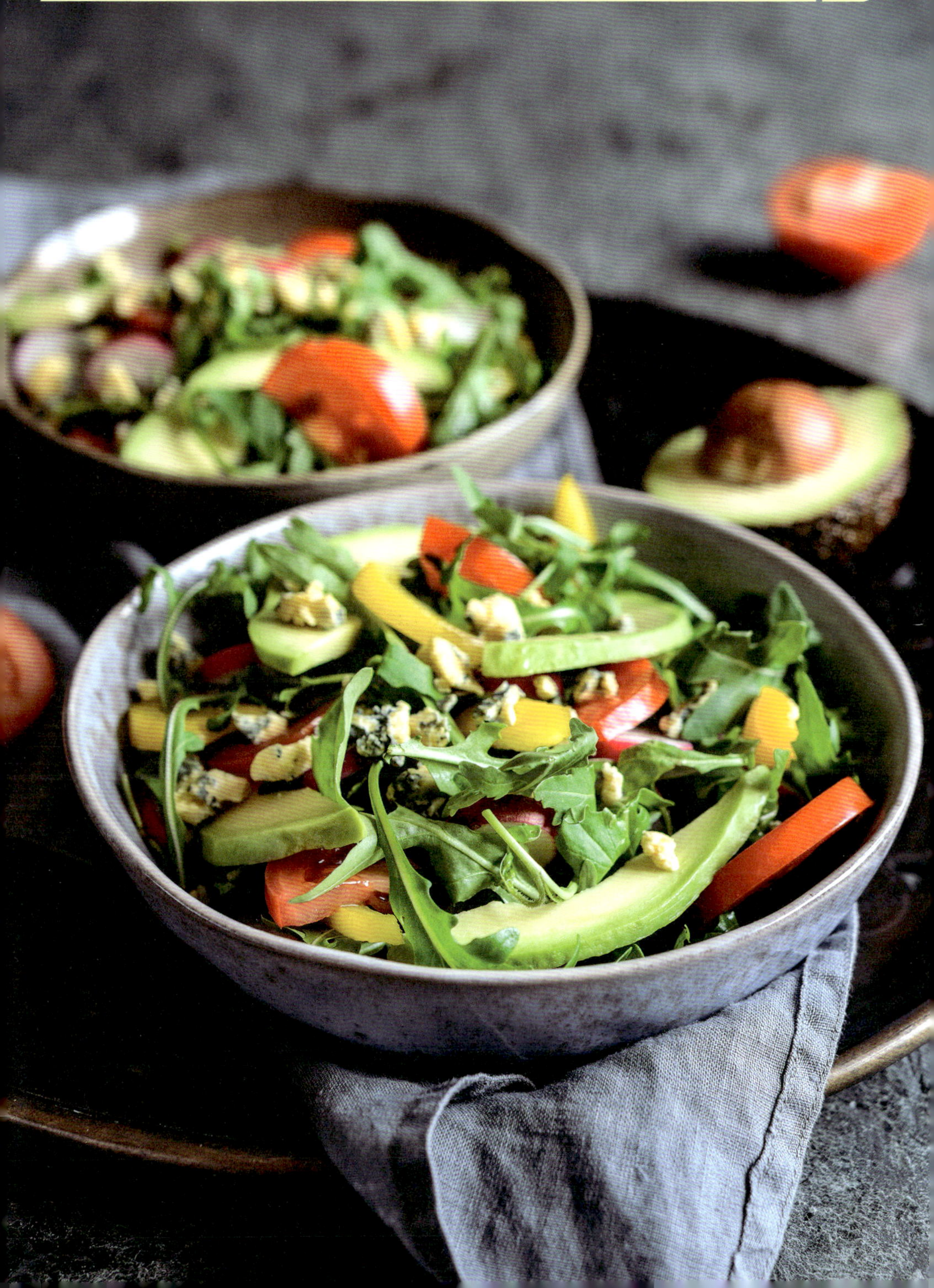

Grüner Salat mit Ei mit Rapsöl

Zubereitungszeit: 25 Minuten

Eine Portion enthält:

300 Kilokalorien	25 g Fett
11 g Eiweiß	5 g GFS, 14 g EUFS, 6 g MUFS
8 g Kohlenhydrate	

Zutaten für 4 Personen

- 4 Eier, Größe M
- 500 g Brokkoli
- 1 Salatgurke
- 1 Avocado
- 200 g Babyspinat
- 1 Biolimette
- 6 EL Rapsöl, kalt gepresst
- 2 EL Weißweinessig
- 1 Prise Salz
- schwarzer Pfeffer

Zubereitung

Eier mittelweich kochen, abschrecken, pellen und achteln.

Brokkoli putzen, in mundgerechte Röschen schneiden und in leicht gesalzenem Wasser etwa 8 Minuten garen, dann abgießen.

Gurke waschen und in Scheiben schneiden. Avocado schälen, Stein entfernen und in dünne Streifen schneiden. Babyspinat waschen, putzen und trocken schleudern. Limette waschen und in Viertel aufschneiden.

Für das Dressing Rapsöl mit dem Essig und Salz aufschlagen.

Die vorbereiteten Zutaten auf vier Salatteller verteilen und jeweils mit dem Dressing beträufeln, zum Schluss mit jeweils einem Stück Limette und schwarzem Pfeffer, am besten aus der Mühle, servieren.

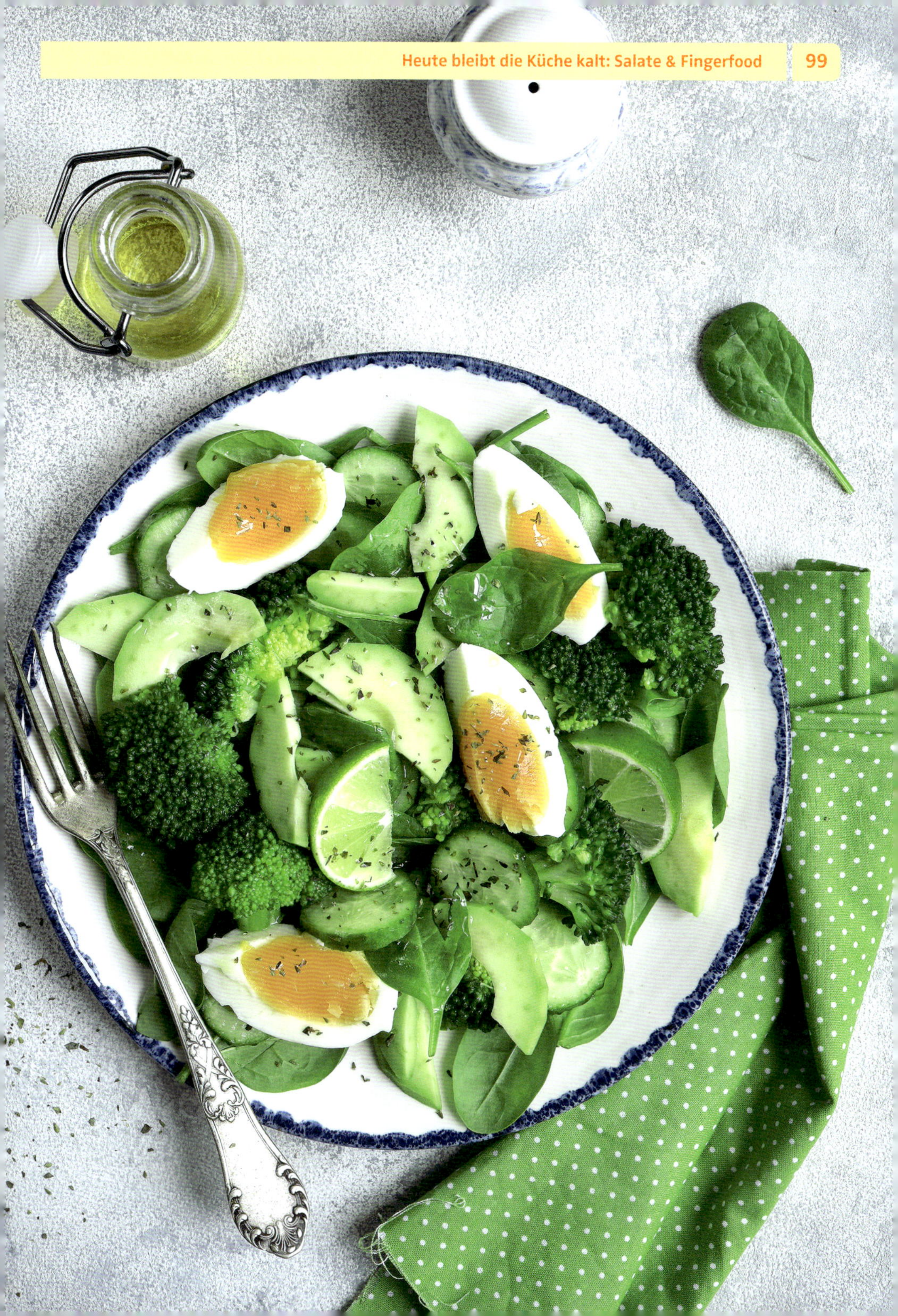

Herbstlicher Salat

mit Walnussöl

Zubereitungszeit: 35 Minuten

Eine Portion enthält:

390 Kilokalorien	34 g Fett
11 g Eiweiß	11 g GFS, 7 g EUFS, 16 g MUFS
8 g Kohlenhydrate	

Zutaten für 4 Personen

- 2 Rote Bete, gekocht
- 200 g Pflücksalat
- 200 g Feta
- 6 EL Walnussöl, kalt gepresst
- 1 Biozitrone
- 1 Prise Salz
- schwarzer Pfeffer
- 1 Prise Zucker
- 4 EL Walnüsse, gehackt

Zubereitung

Rote Bete in Würfel schneiden. Den Pflücksalat waschen, putzen, in mundgerechte Stücke zupfen und trocken schleudern. Die Zitrone auspressen.

Feta aus der Lake nehmen und würfeln. Ein Dressing aus Walnussöl, 3 EL Zitronensaft, Salz, Pfeffer und Zucker herstellen.

Salatzutaten auf vier Tellern verteilen, mit dem Dressing beträufeln. Zum Schluss mit den gehackten Walnüssen bestreuen.

Oktopus mit Paprika

mit Olivenöl

Zubereitungszeit: 1 Stunde und 45 Minuten

Eine Portion enthält:

230 Kilokalorien	13 g Fett
24 g Eiweiß	2 g GFS, 9 g EUFS, 2 g MUFS
1 g Kohlenhydrate	

Zutaten für 4 Personen

- 600 g Oktopus, küchenfertig
- 1 EL Paprikapulver, edelsüß
- 1 TL Salz
- 5 EL natives Olivenöl extra

Zubereitung

Oktopus mithilfe einer Schaumkelle dreimal je 10 Sekunden lang in kochendes Wasser tauchen und dann in reichlich Wasser etwa 45 Minuten zugedeckt sieden lassen. Danach den Topf vom Herd nehmen und den Oktopus weitere 30 Minuten ziehen lassen.

In 2 cm große Stücke schneiden. Kräftig mit Salz und Paprika würzen. Mit dem Olivenöl beträufeln und noch warm servieren.

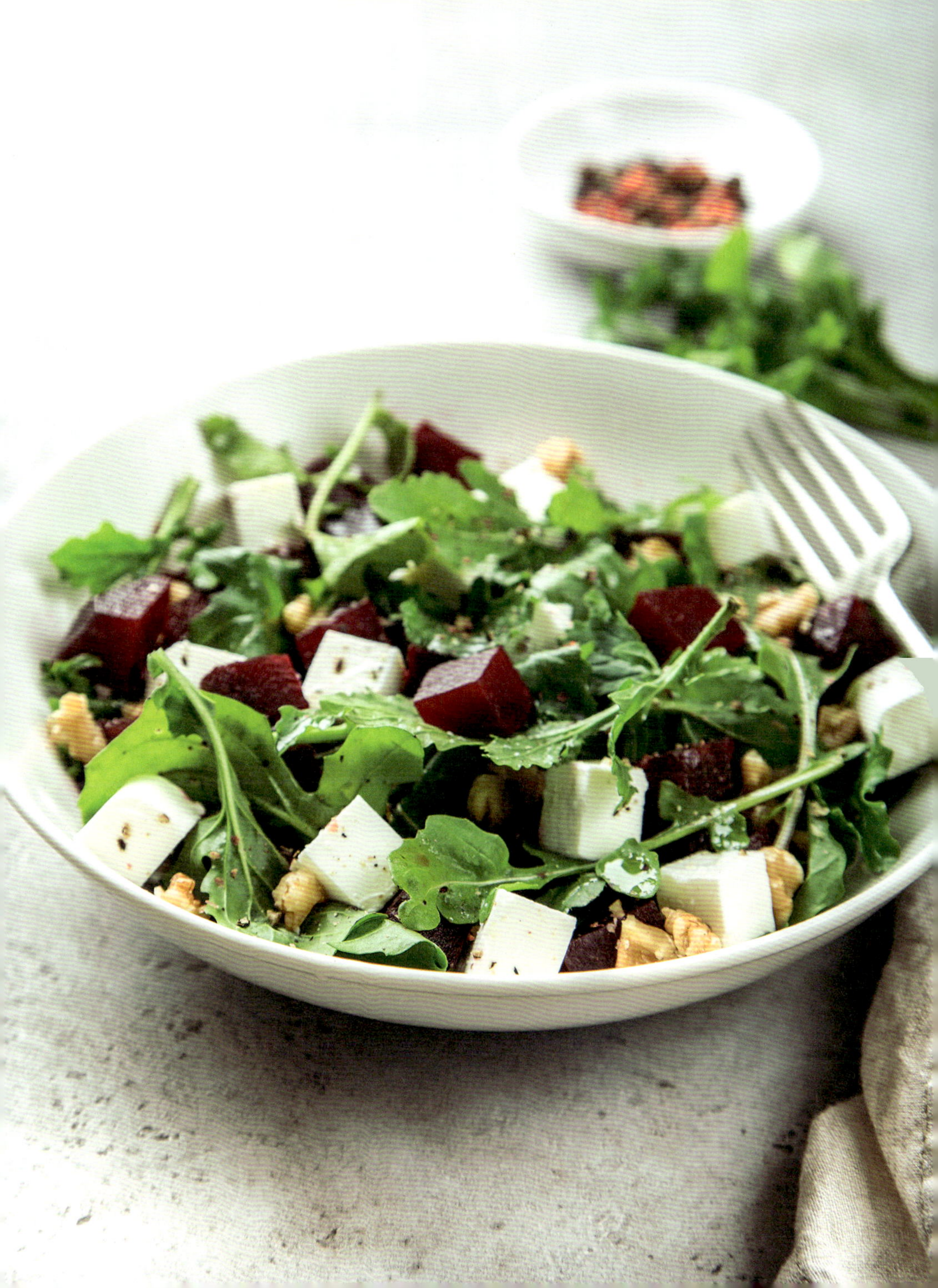

Blattsalat mit Gorgonzola

mit Olivenöl

Zubereitungszeit: 40 Minuten

Eine Portion enthält:

395 Kilokalorien	30 g Fett
20 g Eiweiß	9 g GFS, 13 g EUFS, 8 g MUFS
8 g Kohlenhydrate	

Zutaten für 4 Personen

- 200 g Bauchspeck, z. B. Pancetta
- 2 Knoblauchzehen
- 150 g Babyspinat
- 2 Rote Bete, gekocht
- 50 g Walnüsse, grob gehackt
- 1 Prise Salz
- schwarzer Pfeffer
- 120 g Gorgonzola
- 4 EL natives Olivenöl extra
- 2 EL Balsamicoessig

Zubereitung

Pancetta-Bauchspeck in feine Streifen schneiden. Knoblauch abziehen und fein hacken. Beides in einer Pfanne knusprig braten.

Babyspinat waschen und putzen. Rote Beete in Spalten schneiden. Alles zusammen mit den Walnüssen, Pancetta und Knoblauch in eine Schüssel geben. Mit Salz und Pfeffer würzen, den zerbröckelten Gorgonzola darauf verteilen.

Öl und Balsamico in der Pfanne, in der der Speck ausgelassen wurde, einmal kurz erhitzen und lauwarm über den Salat geben. Sofort servieren.

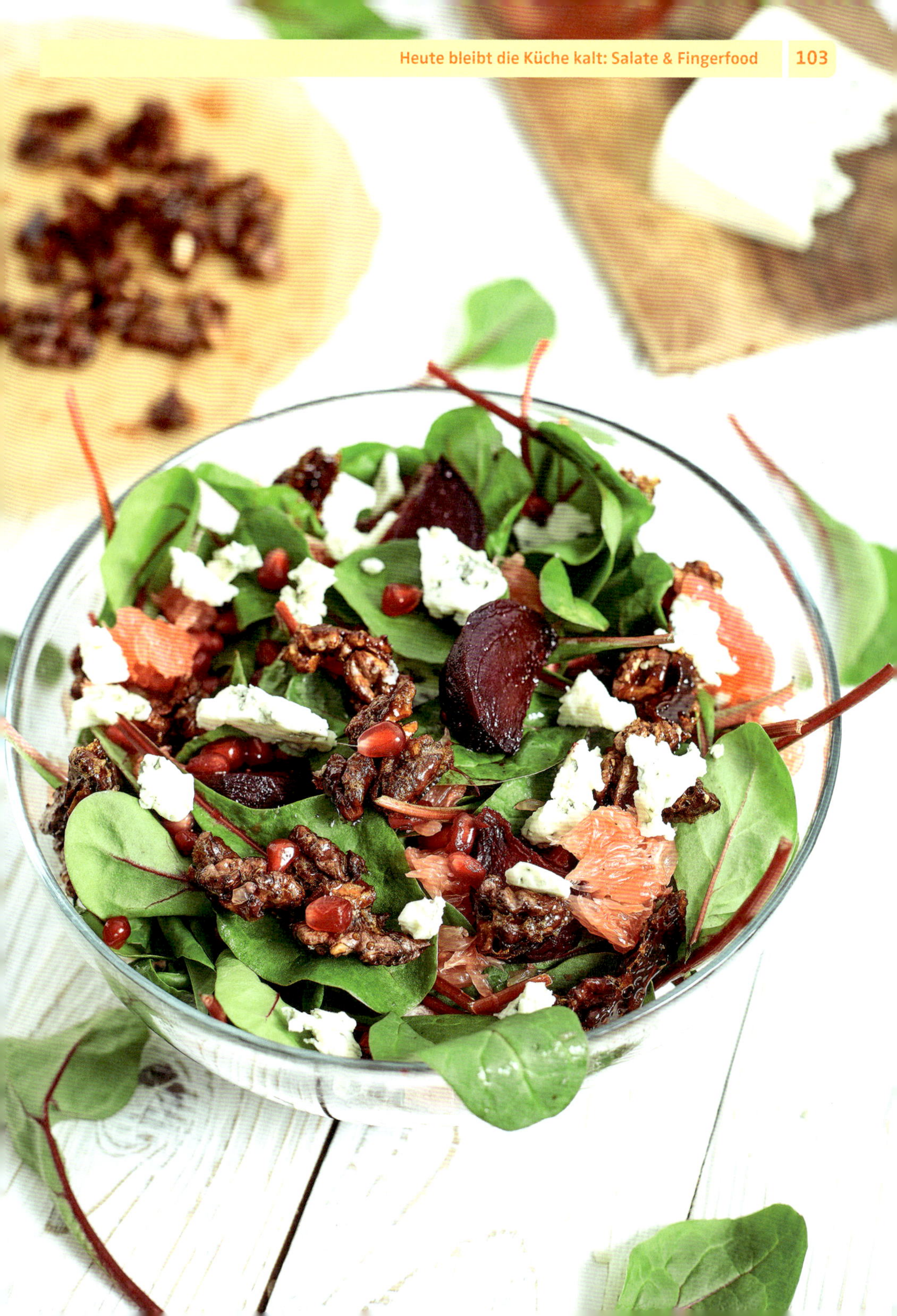

Gefüllte Gemüsewraps
mit Hanföl

Zubereitungszeit: 30 Minuten

Eine Portion enthält:

445 Kilokalorien	11 g Fett
16 g Eiweiß	3 g GFS, 4 g EUFS, 4 g MUFS
64 g Kohlenhydrate	

Zutaten für 4 Personen

- 280 g Kidneybohnen, aus der Dose
- 120 g Mais, aus der Dose
- 125 g Erbsen, tiefgekühlt
- je 1 rote und gelbe Zwiebel
- 3 Stangen Sellerie
- 4 Tomaten
- 2 Peperoni
- 4 EL Hanföl, kalt gepresst
- 1 Prise Salz
- schwarzer Pfeffer
- ½ TL Kreuzkümmel, gemahlen
- 8 Wraps, 15 cm Durchmesser

Zubereitung

Abgetropfte Bohnen und Mais sowie die aufgetauten Erbsen in eine Schüssel geben. Die Zwiebeln abziehen, fein hacken und dazugeben. Sellerie waschen, putzen und in dünne Streifen schneiden, ebenfalls in die Schüssel geben.

Tomaten waschen, Stielansatz entfernen und würfeln. Peperoni waschen, putzen und in feine Ringe schneiden. Beides zu den anderen Zutaten geben.

Nun alles mit Hanföl, Salz, Pfeffer und Kreuzkümmel würzen.

Die Wraps im auf 200 °C vorgeheizten Backofen kurz erwärmen. Danach die Gemüsefüllung auf den warmen Wraps verteilen, aufwickeln und warm servieren.

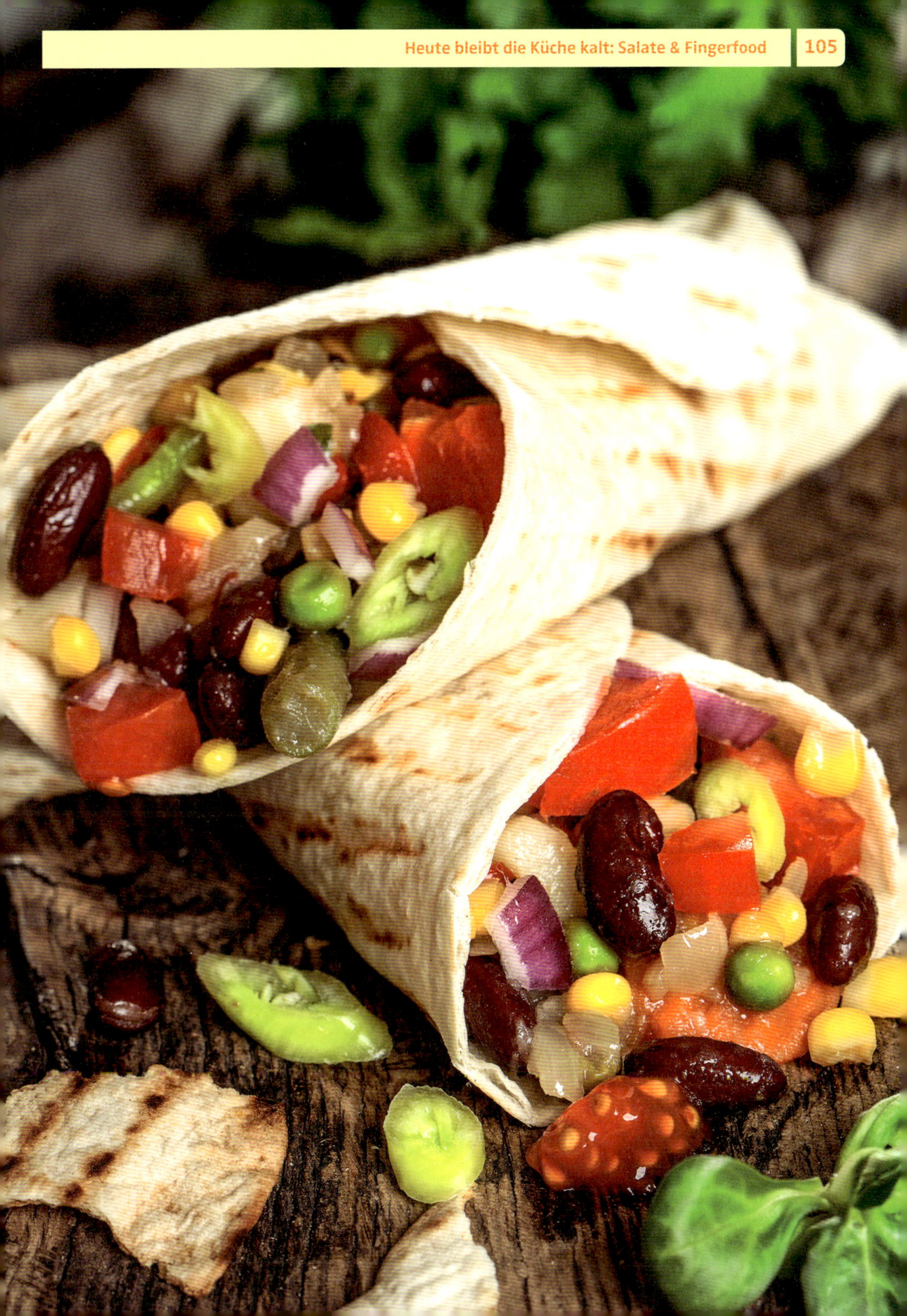

Orientalischer Linsensalat
mit Olivenöl

Zubereitungszeit: 40 Minuten

Eine Portion enthält:

300 Kilokalorien	16 g Fett
13 g Eiweiß	2 g GFS, 12 g EUFS, 2 g MUFS
24 g Kohlenhydrate	

Zutaten für 4 Personen

- 200 g rote Linsen
- 400 ml Gemüsebrühe
- 300 g Tomaten
- ½ Salatgurke
- 1 Schalotte
- 2 Knoblauchzehen
- 1–2 Biozitronen
- 6 EL natives Olivenöl extra
- 1 Prise Salz
- schwarzer Pfeffer
- ¼ TL Kreuzkümmel, gemahlen
- 1 Prise Zucker
- 4 EL Petersilie, frisch gehackt
- 4 EL Minze, frisch gehackt

Zubereitung

Linsen in der Gemüsebrühe etwa 8 Minuten garen, dann abgießen und auf einem Sieb abtropfen lassen.

Tomaten waschen, Stielansatz entfernen und würfeln. Salatgurke schälen und würfeln. Schalotte und Knoblauch abziehen und fein hacken. Alle Zutaten miteinander vermischen. Zitronen auspressen.

Aus 4 EL Zitronensaft, Olivenöl, Salz, Pfeffer, Kreuzkümmel und Zucker ein Dressing herstellen. Über die Salatzutaten geben und das Ganze durchziehen lassen.

Kurz vor dem Servieren Petersilie und Minze unterheben und erneut abschmecken.

Gefüllte Hähnchenwraps

mit Olivenöl

Zubereitungszeit: 30 Minuten

Eine Portion enthält:

520 Kilokalorien	18 g Fett
47 g Eiweiß	5 g GFS, 11 g EUFS, 2 g MUFS
41 g Kohlenhydrate	

Zutaten für 4 Personen

- 450 g Hähnchenbrustfilet
- 1 Prise Salz
- 1 TL Paprikapulver, edelsüß
- 5 EL natives Olivenöl extra
- 200 g Quark, 20 % Fett
- 6 TL Senf
- 1 Prise Salz
- 4 Blätter Radicchiosalat
- ½ Salatgurke
- 4 Wraps, 20 cm Durchmesser

Zubereitung

Hähnchenbrust waschen, trocken tupfen und in feine Streifen schneiden. Dann salzen und mit Paprika würzen. In 2 EL Olivenöl in einer Pfanne anbraten, dann bei mittlerer Hitze fertig garen.

Aus Quark, Senf und dem restlichen Öl ein Dressing zubereiten und mit Salz abschmecken.

Radicchio waschen, trocken tupfen und in breite Streifen schneiden. Die Gurke schälen und in Streifen schneiden.

Nun die Wraps bei 200 °C im vorgeheizten Backofen kurz erwärmen. Danach mit dem Senfdressing bestreichen und dabei einen etwa 3 cm breiten Rand frei lassen. Mit Radicchio, Gurken und Hähnchenfleisch belegen. Die Seiten der Teigfladen einschlagen, den Fladen über der Füllung aufrollen. Sofort servieren.

Gebackene Auberginentaler mit Olivenöl

Zubereitungszeit: 15 Minuten

Eine Portion enthält:

610 Kilokalorien	40 g Fett
15 g Eiweiß	11 g GFS, 25 g EUFS, 4 g MUFS
43 g Kohlenhydrate	

Zutaten für 4 Personen

- 500 g Aubergine
- 1 Prise Salz
- 2 Eier, Größe M
- schwarzer Pfeffer
- 1 EL Kräuter der Provence
- 160 g Semmelbrösel
- 4 EL Mehl
- 12 EL natives Olivenöl extra
- 1 Biozitrone
- 1 Knoblauchzehe
- 20 g Petersilie, glatt
- 200 g Ziegenfrischkäse

Zubereitung

Aubergine waschen, Stielansatz entfernen und in 1,5 cm breite Scheiben schneiden. Scheiben von beiden Seiten leicht salzen und nebeneinander auf Küchenpapier setzen, 10 Minuten ziehen lassen, dann trocken tupfen.

Eier mit etwas Salz und Pfeffer in einer Schüssel verquirlen. Kräuter der Provence mit den Semmelbröseln in einer anderen Schüssel mischen. Jetzt die Auberginenscheiben zuerst in Mehl, dann im verquirlten Ei und danach in den Semmelbröseln wenden.

Die Hälfte des Olivenöls erhitzen und die Hälfte der Taler von beiden Seiten bei mittlerer Temperatur goldbraun darin ausbacken. Mit der zweiten Hälfte Öl und Taler auf die gleiche Weise verfahren.

Zum Schluss Zitrone auspressen, Knoblauch abziehen und hacken. Beides mit der gehackten Petersilie vermengen. Den Ziegenkäse auf die vorbereiteten Taler streichen und mit der Zitronen-Gremolata bestreut servieren.

Pimientos de Padrón

mit Olivenöl

Zubereitungszeit: 15 Minuten

Eine Portion enthält:

100 Kilokalorien	10 g Fett
1 g Eiweiß	1 g GFS, 8 g EUFS, 1 g MUFS
2 g Kohlenhydrate	

Zutaten für 4 Personen

- 250 g grüne Tapas-Paprika, z. B. Pimientos de Padrón
- 4 EL natives Olivenöl extra
- Salz aus der Mühle, grobkörnig

Zubereitung

Die Tapas-Paprika waschen und abtropfen lassen. Olivenöl in einer hohen Pfanne erhitzen. Paprika hineingeben und rund herum braten, bis die Schoten Blasen werfen.

Auf einem Teller anrichten und mit grobem Salz bestreuen. Lauwarm essen.

TIPP

Pimientos de Padrón stammen aus der spanischen Region Galizien. Die kleinen Schoten sind als leckere Tapas bekannt. Sie können die Tapas-Paprika als Vorspeise genießen oder auch zu Grillfleisch, einem Steak oder Omelette.

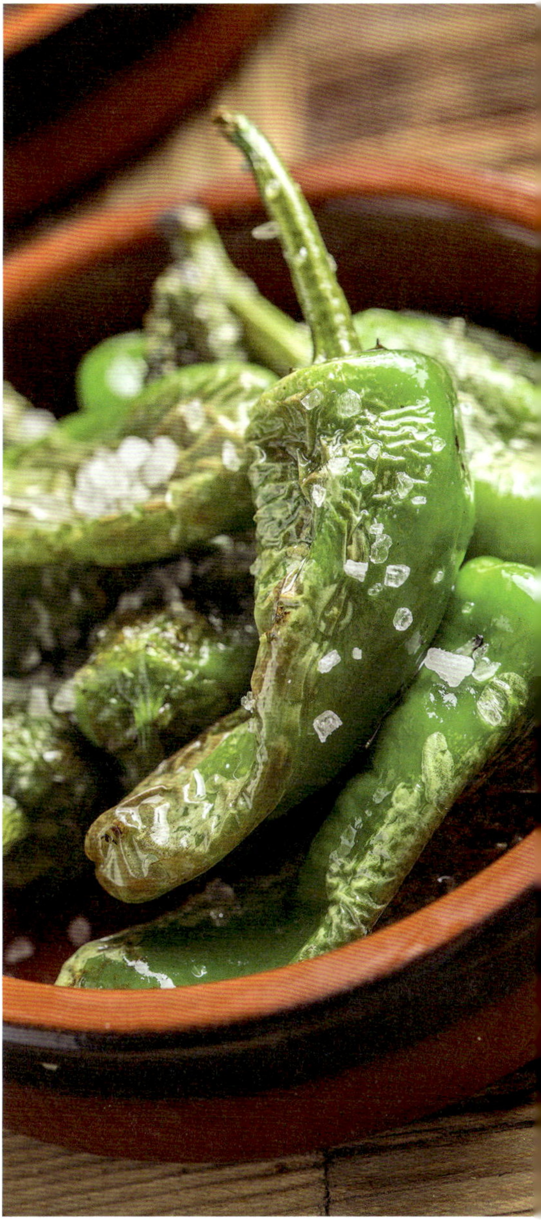

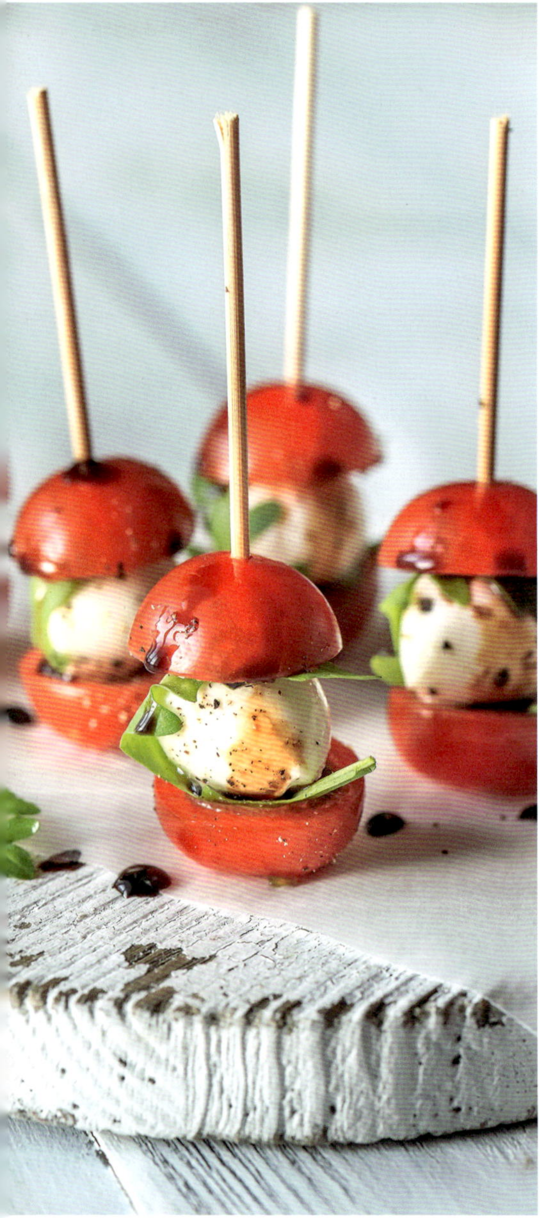

Tomaten-Mozzarella-Spießchen mit Olivenöl

Zubereitungszeit: 15 Minuten

Eine Portion enthält:

265 Kilokalorien	23 g Fett
11 g Eiweiß	11 g GFS, 11 g EUFS, 1 g MUFS
3 g Kohlenhydrate	

Zutaten für 4 Personen

- 250 g Cocktailtomaten
- 1 Handvoll Rucola
- 250 g Mini-Mozzarella-Kugeln
- 4 EL natives Olivenöl extra
- 2 EL Balsamicoessig
- 1 Prise Salz
- schwarzer Pfeffer

Außerdem:

- 4 Holzspießchen

Zubereitung

Tomaten und Rucola waschen und trocken tupfen. Die Tomaten halbieren. Gleichmäßig auf die Spießchen verteilt Tomatenhälften, Mini-Mozzarella-Kugeln und dazwischen jeweils ein Blatt Rucola aufspießen. Die Spieße auf vier kleinen Tellern anrichten.

Ein Dressing aus Olivenöl, Balsamico, Salz und Pfeffer herstellen. Spieße damit übergießen.

Basilikumpesto mit Olivenöl

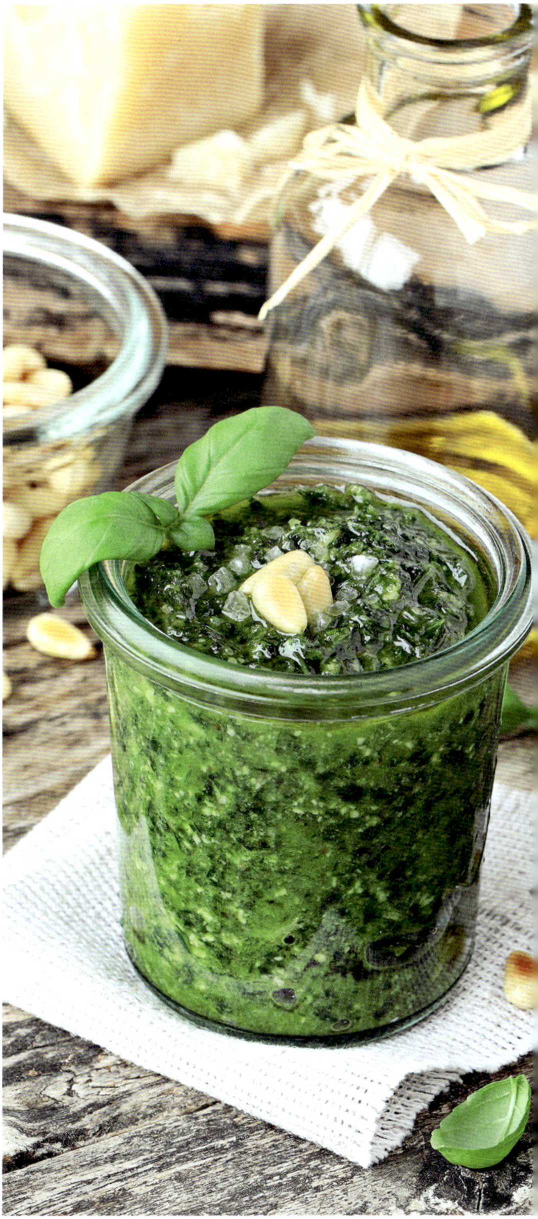

Zubereitungszeit: 30 Minuten

Eine Portion enthält:

390 Kilokalorien	37 g Fett
7 g Eiweiß	7 g GFS, 25 g EUFS, 5 g MUFS
2 g Kohlenhydrate	

Zutaten für 4 Personen

- 2 Bund Basilikum, je ca. 40 g
- 3 Knoblauchzehen
- 4 EL Pinienkerne
- 125 ml natives Olivenöl extra
- 8 EL Parmesan, gerieben
- ½ TL Salz

Zubereitung

Basilikumblättchen von den Stielen zupfen, waschen und trocken tupfen.

Knoblauch schälen und grob schneiden. Pinienkerne in einer beschichteten Pfanne leicht rösten. Sobald sie eine goldgelbe Farbe annehmen, vom Herd nehmen und etwas abkühlen lassen.

Basilikum, Knoblauch und Pinienkerne nun mit ein wenig Öl in hohes Gefäß geben und mit dem Pürierstab pürieren. Nach und nach den geriebenen Parmesan und das restliche Öl hinzufügen und das Ganze mit Salz abschmecken. Das Pesto passt nicht nur zu Nudeln, sondern z. B. auch auf Brot oder als Topping zu einer Tomate-Mozzarella-Platte.

Die besten Ölansätze zum Verfeinern Ihrer Gerichte

(für je 500 ml)

Diese Öle werden überwiegend zum Anmachen von Salaten und Dips, zum Marinieren von Grillgut oder auch in Desserts verwendet. Ob der Ansatz vom Öl getrennt werden muss oder in der Flasche verbleibt, finden Sie jeweils beschrieben.

Chiliöl

2 fein gehackte, von Kernen befreite Chilischoten, 1 fein gehackte Zwiebel und 1 EL grünen Pfeffer in eine Flasche geben. 450 ml raffiniertes Rapsöl darauf gießen und etwa 1 Woche abgedunkelt stehen lassen. Dann das Öl vom Ansatz trennen bzw. abseihen und gut verschlossen in einer dunklen Glasflasche aufbewahren.

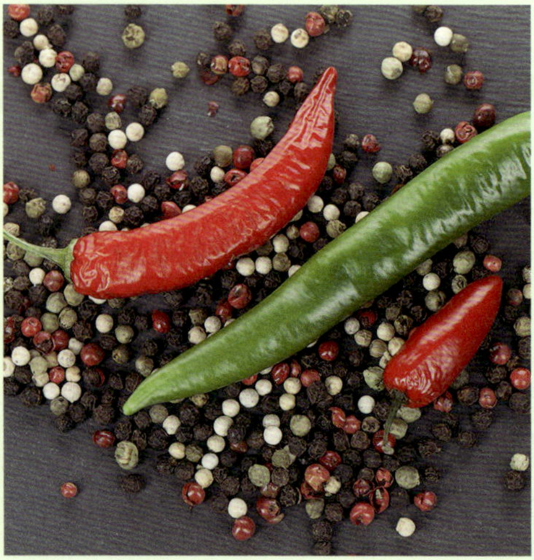

Ingweröl mit Zitronengras

3 cm fein gehackte Ingwerwurzel und 2 Stängel fein gehacktes Zitronengras in eine Flasche geben. Mit 450 ml raffiniertem Sojaöl aufgießen und etwa 1 Woche abgedunkelt stehen lassen. Dann das Öl vom Ansatz trennen bzw. abseihen und gut verschlossen in einer dunklen Glasflasche aufbewahren.

Öl Toskana

2 Zweige Rosmarin, 3 Zweige Thymian, 3 geschälte Knoblauchzehen und 5 schwarze Pfefferkörner in eine dunkle Glasflasche geben. Mit 450 ml nativem Olivenöl extra aufgießen und ca. 2 Wochen abgedunkelt stehen lassen. Danach können Sie das Öl nutzen, der Ansatz verbleibt in der Flasche.

Rosenöl für Verliebte

2 Handvoll getrocknete Rosenblütenblätter von ungespritzten Rosen aus dem Garten (auch in Onlineshops erhältlich) in ein Schraubglas geben. Mit 450 ml kalt gepresstem Haselnussöl aufgießen und bis zu 3 Wochen abgedunkelt stehen lassen. Dann das Öl vom Ansatz trennen bzw. abseihen und gut verschlossen in einer dunklen Glasflasche aufbewahren.

Knoblauchöl

10 geschälte Knoblauchzehen und 20 schwarze Pfefferkörner in eine dunkle Glasflasche geben. 450 ml natives Olivenöl extra darauf gießen und etwa 2 Wochen abgedunkelt stehen lassen. Dann können Sie das Öl nutzen, der Ansatz kann in der Flasche bleiben.

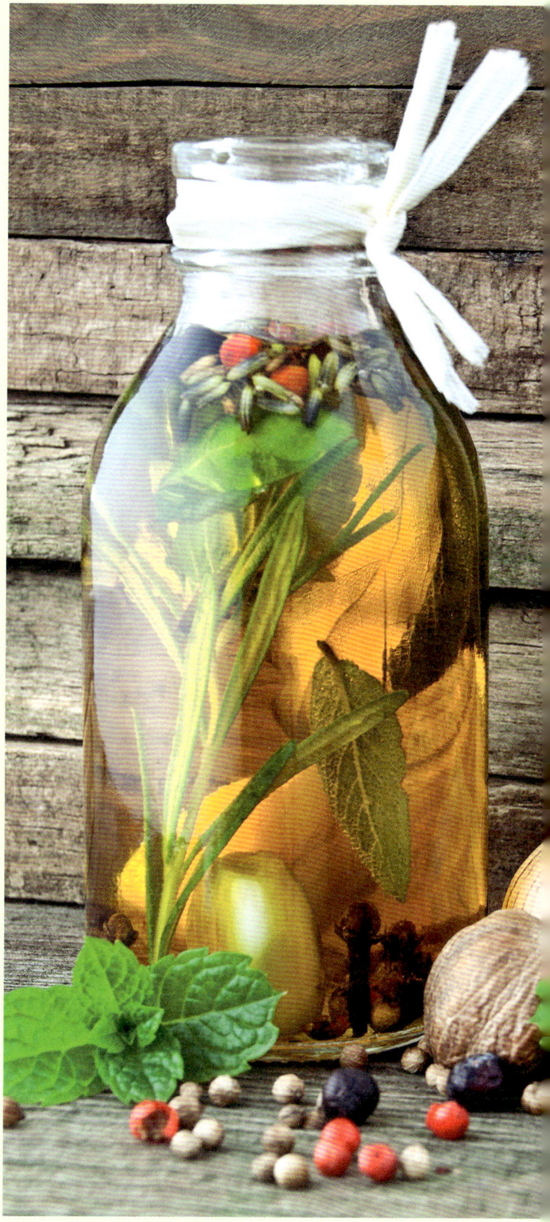

Kräuteröl Fines Herbes

3 Zweige Estragon, 6 Zweige Petersilie, ¼ Bd. Schnittlauch und 8 Zweige Kerbel in eine dunkle Glasflasche geben. Mit 450 ml nativem Olivenöl extra auffüllen und für ca. 2 Wochen abgedunkelt stehen lassen. Dann können Sie das Öl mit dem Ansatz in der Flasche nutzen.

Trüffelöl

1 walnussgroßen Trüffel in hauchdünne Scheiben schneiden und in ein Schraubglas geben. 450 ml natives Olivenöl extra darauf gießen und etwa 1 Monat abgedunkelt stehen lassen. Dann das Öl abseihen, vom Ansatz getrennt das Trüffelöl gut verschlossen in einer dunklen Glasflasche aufbewahren.

Öl Provence

3 Zweige Thymian, 5 Lorbeerblätter und 1 EL getrocknete Lavendelblüten in ein Schraubglas geben. 450 ml natives Olivenöl extra darauf gießen und etwa 3 Wochen abgedunkelt stehen lassen. Das Öl abseihen und gut verschlossen in einer dunklen Glasflasche aufbewahren.

WICHTIG

Wenn in der Flasche verbliebener Ansatz nicht mehr mit Öl bedeckt ist, ist die Haltbarkeit des Öls sehr begrenzt.

FETTGESUNDE HAUPTGERICHTE: FLEISCH, FISCH, VEGETARISCH

Kartoffelgratin

mit Sahne und Rapsöl

Zubereitungszeit: 30 Minuten
Backzeit: 30–40 Minuten

Eine Portion enthält:

576 Kilokalorien	36 g Fett
19 g Eiweiß	21 g GFS, 12 g EUFS, 3 g MUFS
44 g Kohlenhydrate	

Zutaten für 4 Personen

- 250 ml Milch, 3,5 % Fett
- 250 ml Sahne
- 1 Prise Salz, schwarzer Pfeffer, Muskat
- 1 kg Kartoffeln, vorwiegend mehlig kochend
- ½ Knoblauchzehe
- 1 EL Rapsöl, kalt gepresst
- 150 g Emmentaler

Außerdem:

- 1 Auflaufform, 20 x 35 cm

Zubereitung

Milch und Sahne in einem Topf erhitzen und dabei etwas einkochen lassen. Mit Salz, Pfeffer und Muskat würzen.

Alle Kartoffeln waschen, schälen und in dünne Scheiben hobeln.

Die Auflaufform mit dem Knoblauch einreiben und danach mit Rapsöl einfetten. Kartoffeln einschichten und mit der Sahnemischung übergießen. Emmentaler reiben und darauf verteilen.

Im vorgeheizten Ofen bei 200 °C auf der mittleren Schiene 30–40 Minuten backen. Eventuell kurz vor Ende der Garzeit mit etwas Alufolie abdecken.

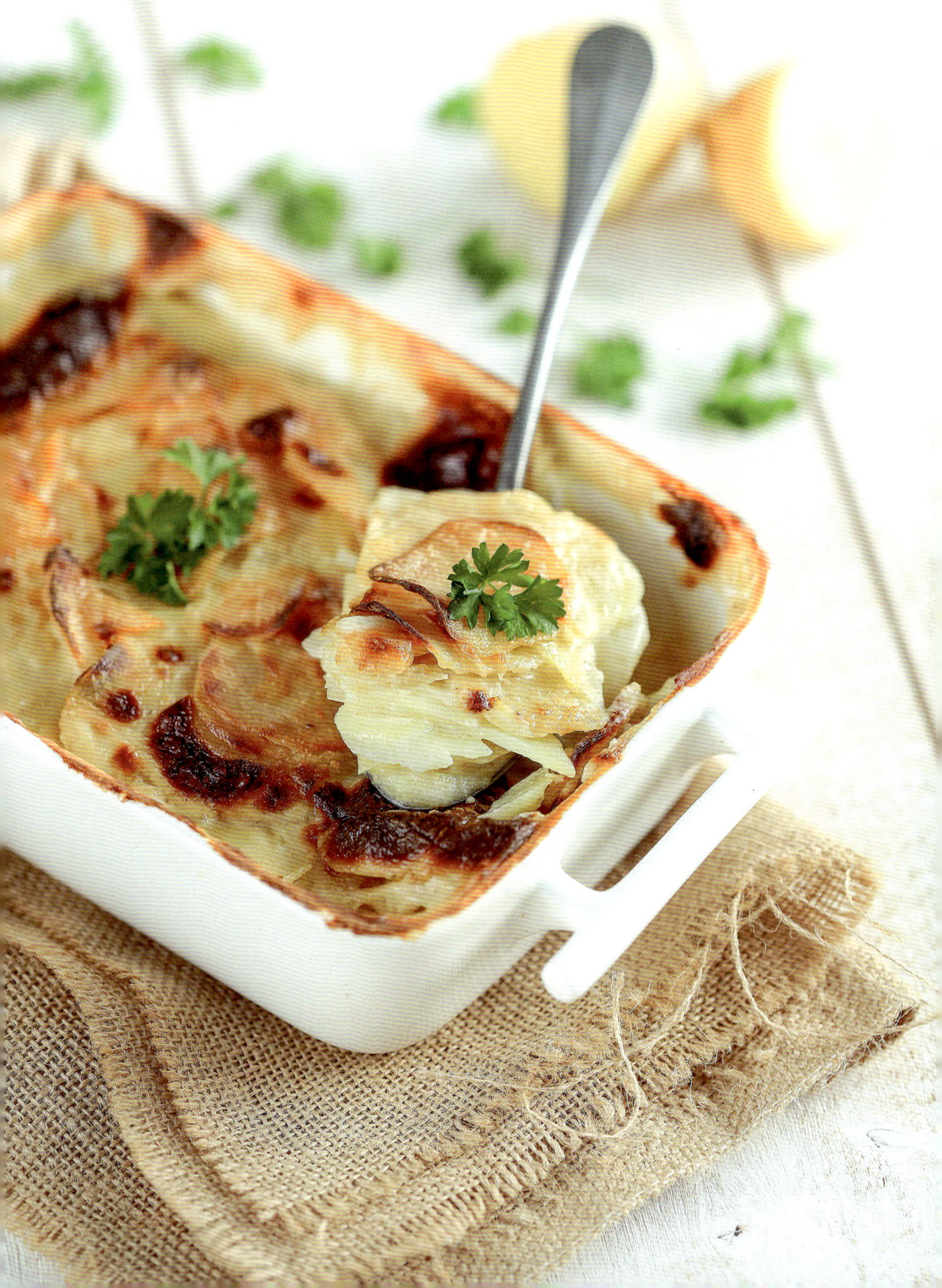

Spaghetti aglio e olio

mit Olivenöl

Zubereitungszeit: 20 Minuten

Eine Portion enthält:

490 Kilokalorien	16 g Fett
13 g Eiweiß	2 g GFS, 12 g EUFS, 2 g MUFS
71 g Kohlenhydrate	

Zutaten für 4 Personen

- ½ Bd. Petersilie, glatt
- 2 rote Chilischoten
- 4 Knoblauchzehen
- 400 g Spaghetti
- 1 Prise Salz
- 6 EL natives Olivenöl extra
- schwarzer Pfeffer

Zubereitung

Petersilie waschen, trocken tupfen, Blättchen abzupfen und hacken. Chili putzen, längs aufschneiden, entkernen, waschen und in Streifen schneiden. Knoblauch schälen und in Scheiben schneiden.

Spaghetti in leicht gesalzenem Wasser in ca. 10 Minuten bzw. je nach Sorte und Packungsanleitung bissfest garen. Abgießen und abtropfen lassen.

Öl in einer Pfanne erhitzen und Knoblauch, Petersilie und Chili darin bei mittlerer Hitze 2–3 Minuten dünsten. Spaghetti in die Pfanne geben und unterheben. Mit Salz und Pfeffer abschmecken. Spaghetti auf vier vorgewärmten Tellern servieren.

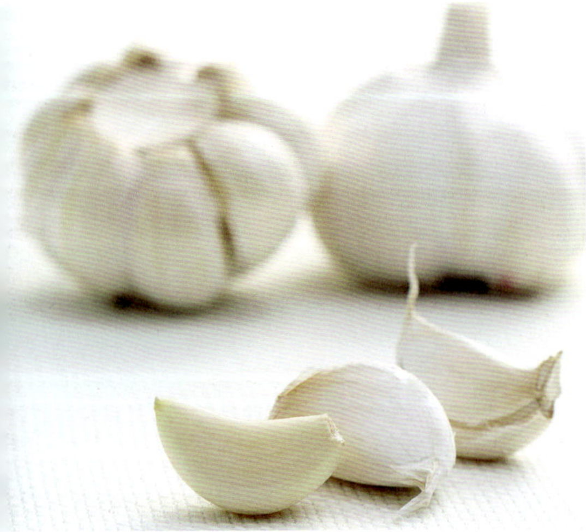

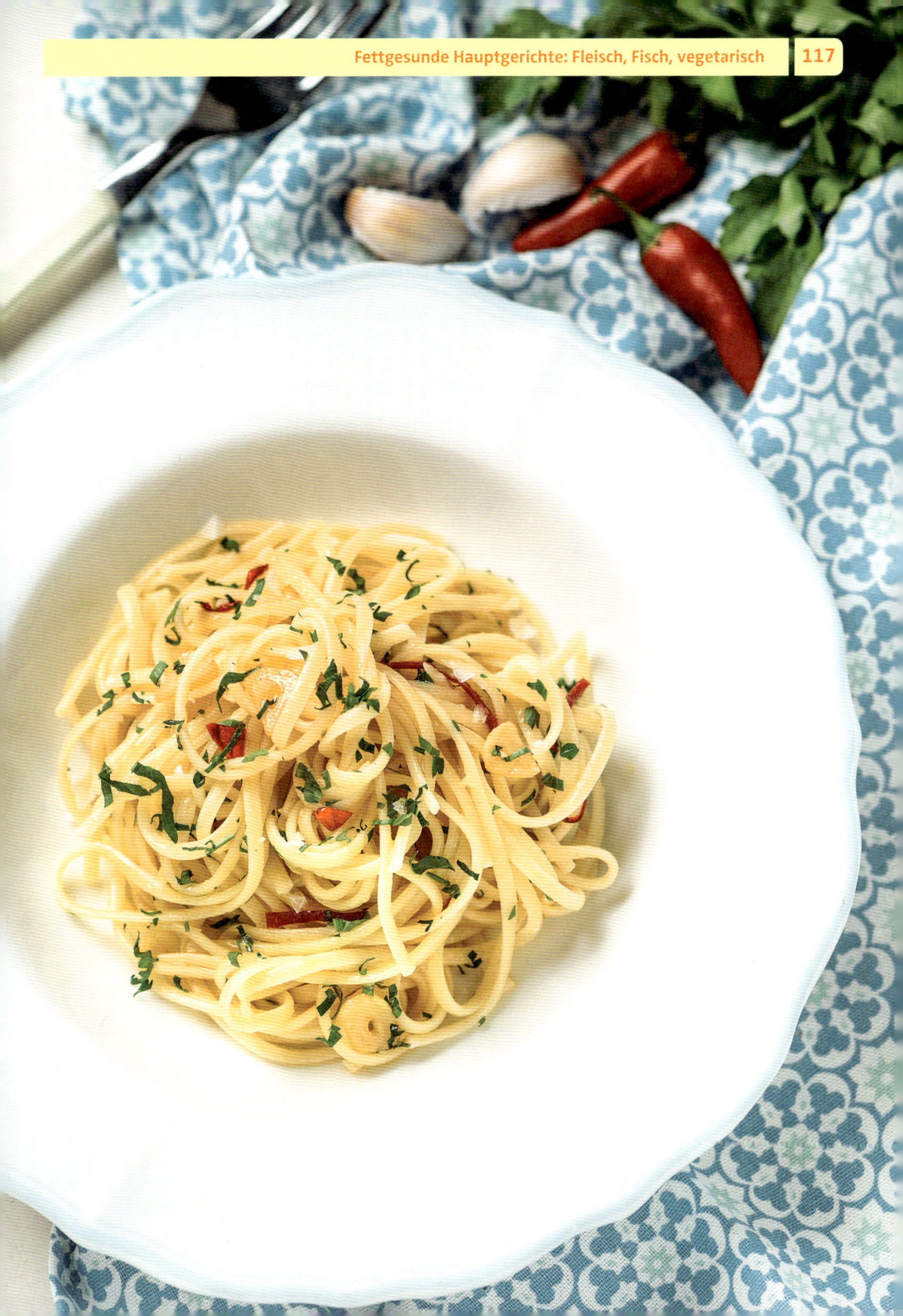

Kohlrabi-Zuckerschoten-Auflauf mit Sahne und Rapsöl

Zubereitungszeit: 30 Minuten
Backzeit: 30–40 Minuten

Eine Portion enthält:

382 Kilokalorien	20 g Fett
15 g Eiweiß	12 g GFS, 7 g EUFS, 1 g MUFS
34 g Kohlenhydrate	

Zutaten für 4 Personen

- 600 g Kartoffeln, vorwiegend mehlig kochend
- 250 g Kohlrabi
- 200 g Zuckerschoten
- 1 Prise Salz
- 1 EL Rapsöl, kalt gepresst
- 1 Bd. glatte Petersilie
- 200 ml Milch
- 150 g Sahne
- 2 TL Sahnemeerrettich
- weißer Pfeffer
- 100 g Emmentaler

Zubereitung

Kartoffeln und Kohlrabi waschen, schälen und in etwa 1 cm große Würfel schneiden. Die Zuckerschoten waschen, putzen, den Stielansatz entfernen und die feinen Fäden an der Schotenseite abziehen, Schoten danach schräg halbieren.

Reichlich Salzwasser in einem großen Topf zum Kochen bringen. Kartoffel- und Kohlrabiwürfel darin etwa 5 Minuten garen. Die Zuckerschoten dazugeben und 5 Minuten weiter garen. Das Ganze in ein Sieb gießen und gut abtropfen lassen.

Eine Auflaufform mit Rapsöl einfetten und das gegarte Gemüse hineingeben. Die Petersilie waschen und trocken tupfen. Die Blätter von den Stielen zupfen und fein hacken.

Milch, Sahne und Meerrettich in eine Schüssel geben und mit einem Schneebesen verquirlen. Die Mischung mit Salz und Pfeffer kräftig abschmecken. Petersilie darunterheben und das Ganze über das Gemüse verteilen.

Emmentaler fein reiben und ebenfalls auf dem Auflauf verteilen. Im auf 200 °C vorgeheizten Ofen auf der mittleren Schiene etwa 35 Minuten backen.

Bunte Nudel-Gemüse-Pfanne mit Rapsöl

Zubereitungszeit: 30 Minuten

Eine Portion enthält:

490 Kilokalorien	15 g Fett
27 g Eiweiß	6 g GFS, 6 g EUFS, 3 g MUFS
64 g Kohlenhydrate	

Zutaten für 4 Personen

- 500 g Brokkoli
- 250 g Möhren
- 300 g Spirellinudeln
- 4 Scheiben gekochter Schinken
- 100 g Gouda
- 3 EL Rapsöl, raffiniert
- 1 Dose gehackte Tomaten, ca. 400 g
- 2 EL Kräuter der Provence
- 1 TL Gemüsebrühe
- 1 Prise Salz
- weißer Pfeffer

Zubereitung

Gemüse putzen, waschen, in mundgerechte Stücke schneiden und etwa 10 Minuten in leicht gesalzenem Wasser blanchieren.

Nudeln in leicht gesalzenem Wasser nach Packungsanweisung garen.

Schinken in Würfel schneiden, den Gouda reiben.

Jetzt das Öl in einer großen Pfanne erhitzen. Schinken zusammen mit dem Gemüse anbraten und dann die Nudeln unterheben. Gehackte Tomaten dazugeben. Das Ganze mit Kräutern der Provence, Gemüsebrühe, Salz und Pfeffer würzen. Zum Schluss den Gouda darüberstreuen und den Deckel auf die Pfanne geben, bis der Käse geschmolzen ist. Heiß servieren.

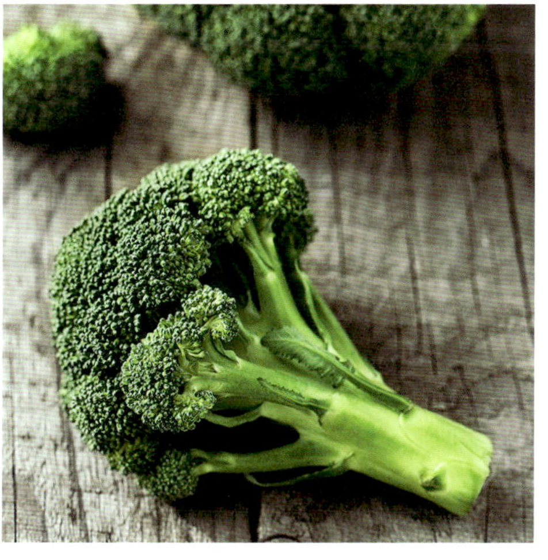

Hähnchenkeule mit Ofengemüse mit Olivenöl

Zubereitungszeit: 30 Minuten
Backzeit: 30 Minuten

Eine Portion enthält:

435 Kilokalorien	22 g Fett
43 g Eiweiß	6 g GFS, 10 g EUFS, 6 g MUFS
14 g Kohlenhydrate	

Zutaten für 4 Personen

- 400 g Kürbis, z. B. Hokkaido
- 200 g Zucchini
- 1 rote Paprika
- 300 g Möhren
- 2 Zwiebeln
- 2 Knoblauchzehen
- 4 Hähnchenkeulen, je 250 g
- 4 EL natives Olivenöl extra
- 1 Prise Salz
- 1 TL Paprikapulver, edelsüß
- 1 TL Thymian, getrocknet
- 1 TL Currypulver
- 5 Msp. Cayennepfeffer

Zubereitung

Gemüse waschen, putzen und in mundgerechte Stücke oder Streifen schneiden. Zwiebeln und Knoblauch abziehen und zerkleinern.

Die Hähnchenkeulen kalt abbrausen, trocken tupfen und zuerst mit Öl, dann mit Salz, Paprikapulver und Thymian einreiben. Das restliche Öl in einer Pfanne erhitzen und die Keulen darin anbraten.

Backofen auf 180 °C vorheizen. Eine große Fettpfanne mit Öl bestreichen. Gemüse, Zwiebeln und Knoblauch darauf verteilen. Hähnchenkeulen darauflegen. Abschließend mit Curry und Cayennepfeffer würzen. Das Ganze im vorgeheizten Backofen etwa 30 Minuten garen.

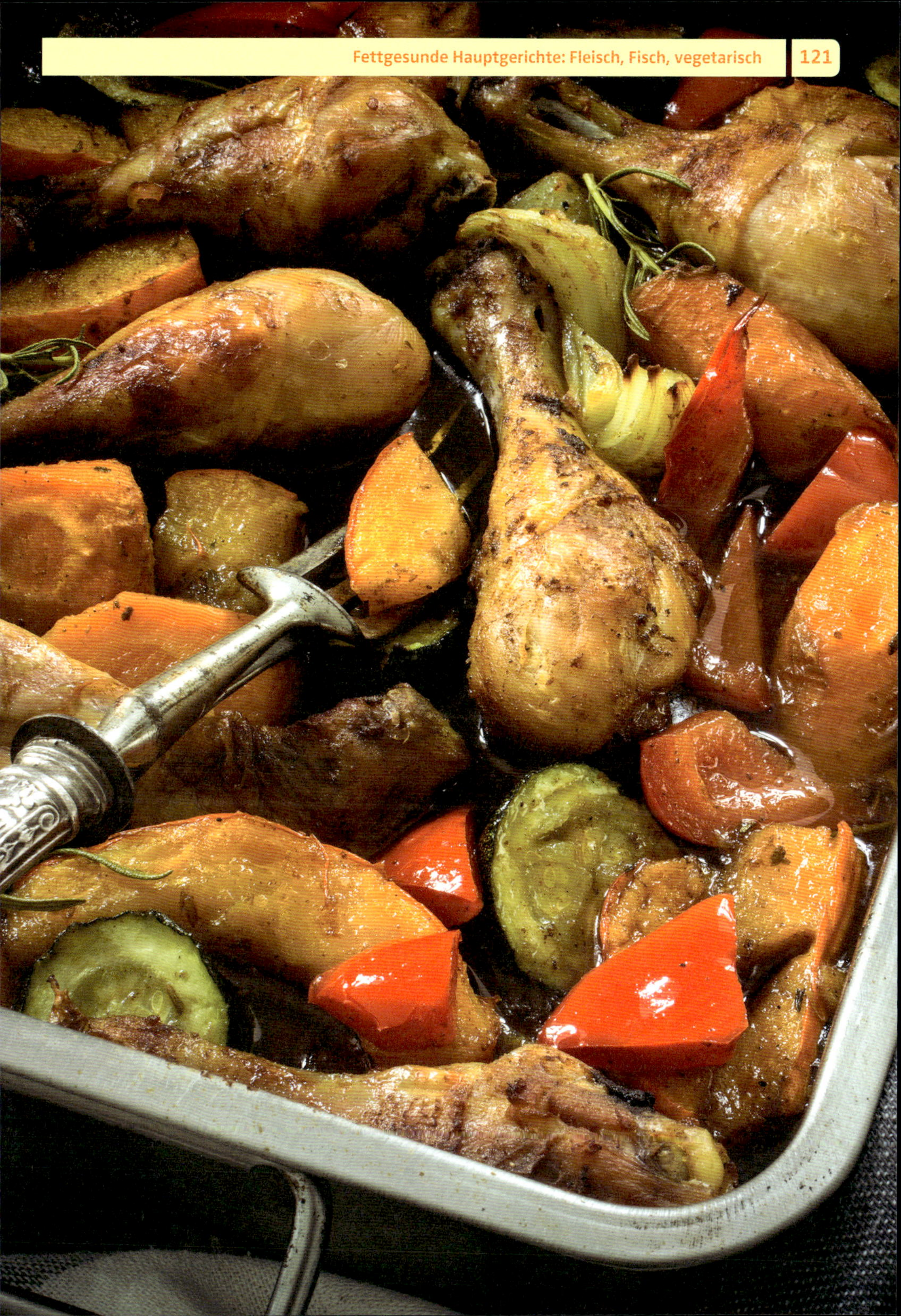

Scharfe Ente aus dem Wok

mit Erdnussöl

Zubereitungszeit: 40 Minuten

Eine Portion enthält:

790 Kilokalorien	35 g Fett
54 g Eiweiß	11 g GFS, 17 g EUFS, 7 g MUFS
66 g Kohlenhydrate	

Zutaten für 4 Personen

- 200 g asiatische Mienudeln
- 4 Entenbrüste, je 150 g
- 200 g Zuckerschoten
- 200 g Champignons
- 200 g Mungobohnen, frisch
- 100 g Maiskölbchen, aus dem Glas
- 2 TL Currypulver
- 2 EL Erdnussöl, kalt gepresst
- 4 EL Sojasauce
- 1 TL Sambal Manis
- 40 g Erdnüsse, ungesalzen
- 1 Prise Salz

TIPP

Sambal Manis – die weniger bekannte Schwester von Sambal Oelek – stammt ebenfalls aus der indonesischen Küche, enthält aber als würzig-süßes Sambal weniger Chili und dafür mehr Tomate und Zwiebel. Es ist auch als Dip oder für Fischgerichte geeignet.

Zubereitung

Die asiatischen Mienudeln finden Sie im gut sortierten Supermarkt oder Asialaden. Die Nudeln nach Packungsanweisung garen. Entenbrustfleisch gründlich waschen und trocken tupfen. Die Haut vom Fleisch entfernen und in feine Streifen schneiden. Das Fleisch in dünne Scheiben schneiden.

Zuckerschoten waschen, Stielansatz und die feinen Fäden an der Schotenseite abziehen. Champignons mit einen Küchenkrepp abreiben und in mundgerechte Stücke schneiden. Mungobohnen abspülen und mit den Maiskölbchen in einem Sieb abtropfen lassen.

Wok erhitzen, die Entenhaut darin kross auslassen und wieder aus dem Wok nehmen. In dem Entenfett das Entenfleisch in Portionen nacheinander scharf anbraten, dabei mit Curry würzen. Herausnehmen und bei ca. 80 °C im Backofen warm stellen.

Jetzt das Erdnussöl im Wok erhitzen, das Gemüse anbraten. Mit Sojasauce und Sambal Manis würzen. Zum Schluss Erdnüsse, Fleisch, krosse Entenhaut und die beiseitegestellten Mienudeln unter das Gemüse geben. Eventuell salzen und nachwürzen.

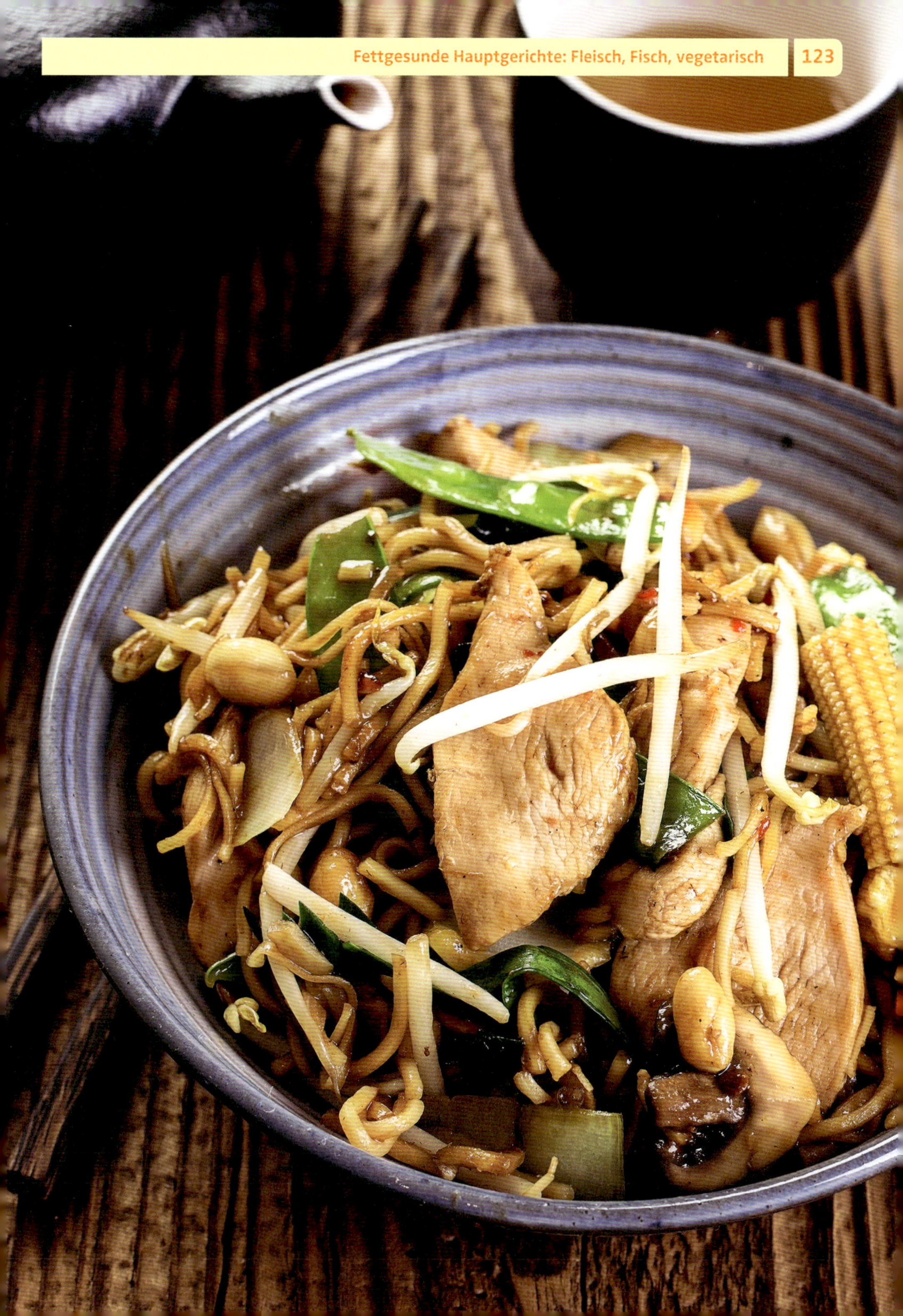

Hähnchenwok mit Sesam

mit Sesamöl

Zubereitungszeit: 35 Minuten

Eine Portion enthält:

415 Kilokalorien	14 g Fett
48 g Eiweiß	2 g GFS, 6 g EUFS, 6 g MUFS
23 g Kohlenhydrate	

Zutaten für 4 Personen

- 4 Hähnchenbrustfilets, je 150 g
- schwarzer Pfeffer
- 1 Prise Salz
- 2 Knoblauchzehen
- 4 Frühlingszwiebeln
- 500 g Möhren
- 4 EL Sesamöl, kalt gepresst
- 4 EL Sesamsamen
- 2 EL Honig
- 2 EL Apfelessig

Zubereitung

Hähnchenfleisch waschen, trocken tupfen und in Streifen schneiden, mit Pfeffer und Salz würzen.

Knoblauch abziehen und fein hacken. Frühlingszwiebeln waschen, putzen und schräg in 2 cm lange Streifen schneiden. Möhren waschen, putzen und fein würfeln.

Sesamöl im Wok erhitzen. Das Hähnchengeschnetzelte rundherum anbraten, herausnehmen und im Backofen bei 80 °C warm stellen. Frühlingszwiebel und Möhren zusammen mit den Sesamsamen im Wok anbraten. Knoblauch und wenig später den Honig hinzugeben. So lange braten, bis der Honig karamellisiert. Mit Essig ablöschen, jetzt das Hähnchengeschnetzelte wieder in den Wok geben und alles zusammen noch einmal gut durchschwenken. Dazu passt Reis.

Gebratene Entenbrust mit Sahnelinsen mit Rapsöl

Zubereitungszeit: 40 Minuten

Eine Portion enthält:

590 Kilokalorien	41 g Fett
37 g Eiweiß	15 g GFS, 18 g EUFS, 4 g MUFS
19 g Kohlenhydrate	

Zutaten für 4 Personen

- 150 g Belugalinsen
- 1 Möhre
- 1 Stange Sellerie
- 1 Schalotte
- 4 Entenbrüste, je 150 g
- 1 Prise Salz
- schwarzer Pfeffer
- 2 EL Rapsöl, raffiniert
- 400 ml Gemüsebrühe
- 125 ml Sahne
- 2 EL Balsamicoessig

Zubereitung

Linsen auf einem Sieb abspülen. Gemüse waschen, putzen und fein würfeln. Schalotte abziehen und fein hacken.

Entenbrüste kalt abspülen und trocken tupfen. Die Haut mit einem Messer rautenförmig einschneiden. Dann die Entenbrüste salzen und pfeffern.

Rapsöl in einer Pfanne erhitzen, Gemüse und Schalotte darin andünsten. Linsen hinzufügen und mit der Brühe ablöschen. Zugedeckt die Linsen ca. 20 Minuten weich garen, sie sollten nicht zerfallen.

Backofen auf 80 °C vorheizen. Eine weitere beschichtete Pfanne bei höchster Stufe erhitzen. Die Entenbrust zuerst mit der Hautseite anbraten, die Temperatur herunterregeln, dann etwa 15 Minuten braten, bis das Fett austritt. Dann wenden und ca. 2–3 Minuten fertig braten. Herausnehmen und 5 Minuten auf einem Teller im Backofen ruhen lassen.

In der Zwischenzeit das Linsengemüse mit Sahne und Balsamico verfeinern. Mit Salz und Pfeffer abschmecken. Die Entenbrust in feine Scheiben schneiden. Linsengemüse auf vier Tellern anrichten und die Entenbruststreifen darauf verteilen. Sofort servieren.

Schnitzel-Spieße mit Gemüse mit Olivenöl

Zubereitungszeit: 30 Minuten

Eine Portion enthält:

260 Kilokalorien	16 g Fett
22 g Eiweiß	7 g GFS, 8 g EUFS, 1 g MUFS
6 g Kohlenhydrate	

Zutaten für 2 Personen

- 2 Schweineschnitzel, je 125 g
- 1 Prise Salz
- schwarzer Pfeffer
- je ½ rote und gelbe Paprika
- 1 kleine Zucchini, ca. 150 g
- 1 kleine Zwiebel, 40 g
- 100 g Grillkäse, z. B. Halloumi
- 2 EL natives Olivenöl extra

Außerdem:

- 2 Holzspießchen

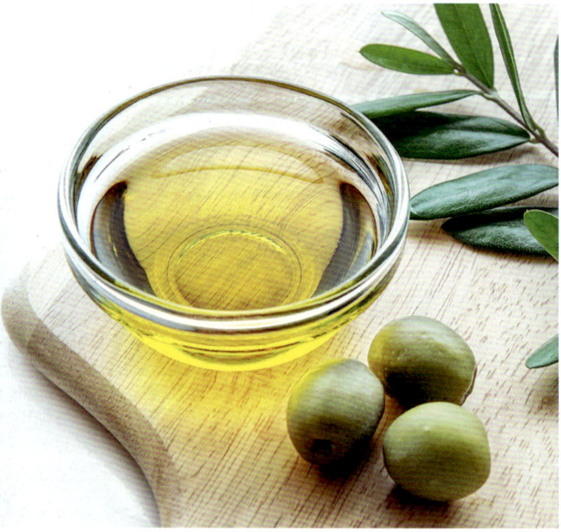

Zubereitung

Schnitzel kalt abbrausen, trocken tupfen und in mundgerechte Würfel schneiden. Mit Salz und Pfeffer würzen.

Gemüse waschen, Zwiebel abziehen und alles in mundgerechte Stücke schneiden. Grillkäse dünn und in Größe der Fleischstücke schneiden.

Nun abwechselnd Fleisch, Halloumi, Zwiebel, Paprika und Zucchini auf die Spieße stecken.

Öl in einer beschichteten Grillpfanne erhitzen und die Spieße etwa 12–15 Minuten darin von allen Seiten anbraten und garen.

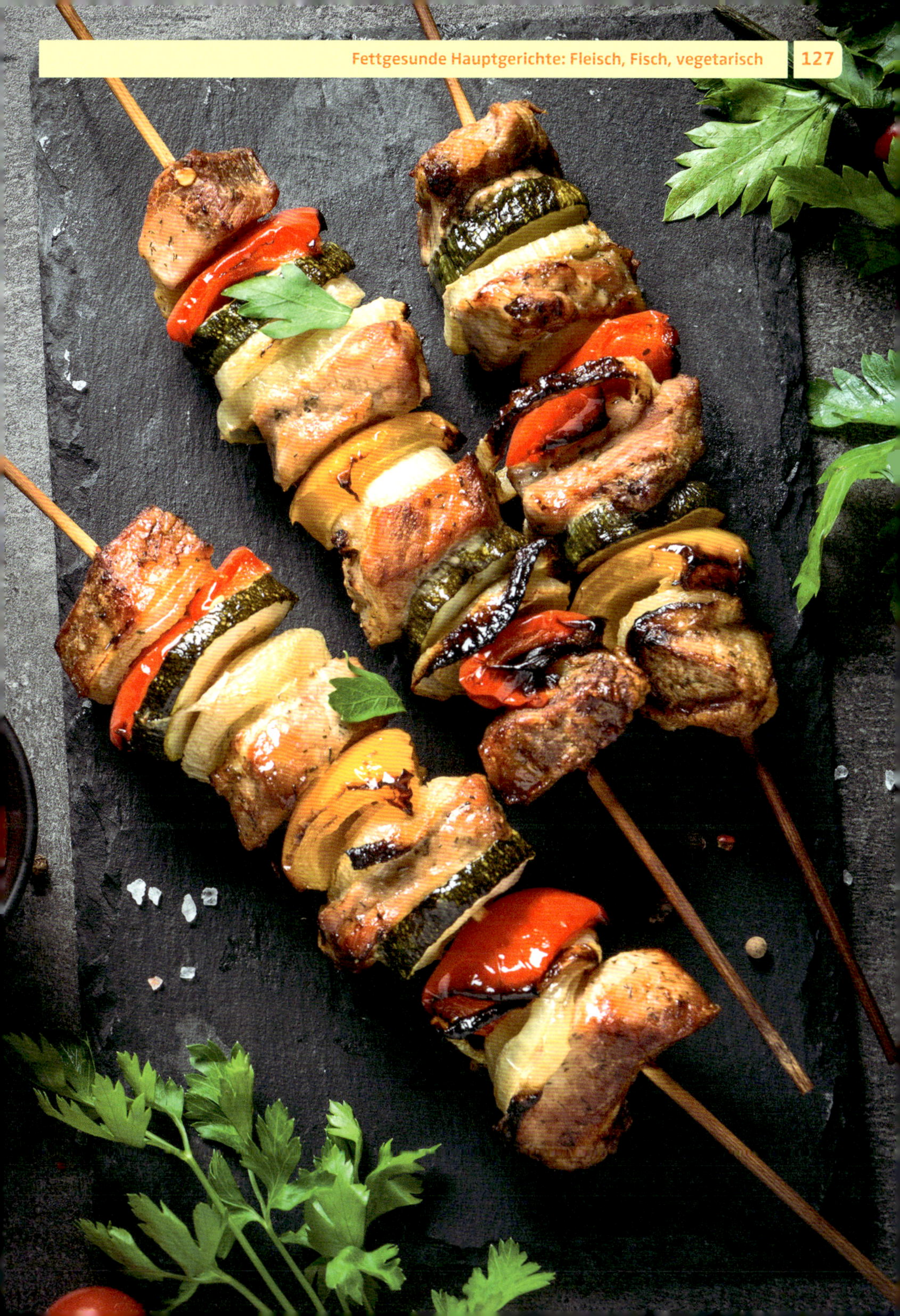

Gegrillter Lachs mit Olivenöl

Zubereitungszeit: 30 Minuten
Marinierzeit: 1 Stunde

Eine Portion enthält:

320 Kilokalorien	24 g Fett
25 g Eiweiß	5 g GFS, 13 g EUFS, 6 g MUFS
1 g Kohlenhydrate	

Zutaten für 4 Personen

- 4 Stück Lachsfilet, je 125 g
- 1 Chilischote
- 2 Knoblauchzehen
- 1 Biozitrone
- 6 EL natives Olivenöl extra
- 1½ TL Meersalz, grobkörnig
- ½ Bd. Petersilie

Zubereitung

Lachs waschen und trocken tupfen. Chili putzen, längs aufschneiden, waschen und die Kerne entfernen. Schote klein schneiden. Knoblauch abziehen und fein hacken.

Die Schale von der Zitrone fein abreiben, Saft auspressen. Die Hälft der Zitronenschale, Zitronensaft, Chili, 2 EL Olivenöl, wenig Meersalz und die Hälfte des Knoblauchs verrühren. Marinade auf dem Fisch verteilen und zugedeckt mindestens 1 Stunde kaltstellen.

Petersilie waschen, trocken schütteln. Blätter abzupfen und fein hacken. Mit 4 EL Olivenöl, 1 TL Meersalz und der restlichen Zitronenschale und dem restlichen Knoblauch verrühren.

Lachs aus der Marinade nehmen, trocken tupfen und in einer Aluschale bei 200 ° C mit der Grillfunktion des Backofens 10–15 Minuten grillen.

Kurz vor Ende der Garzeit mit der vorbereiteten Kräutermarinade beträufeln. Alternativ können Sie den Lachs auch in einer Pfanne braten.

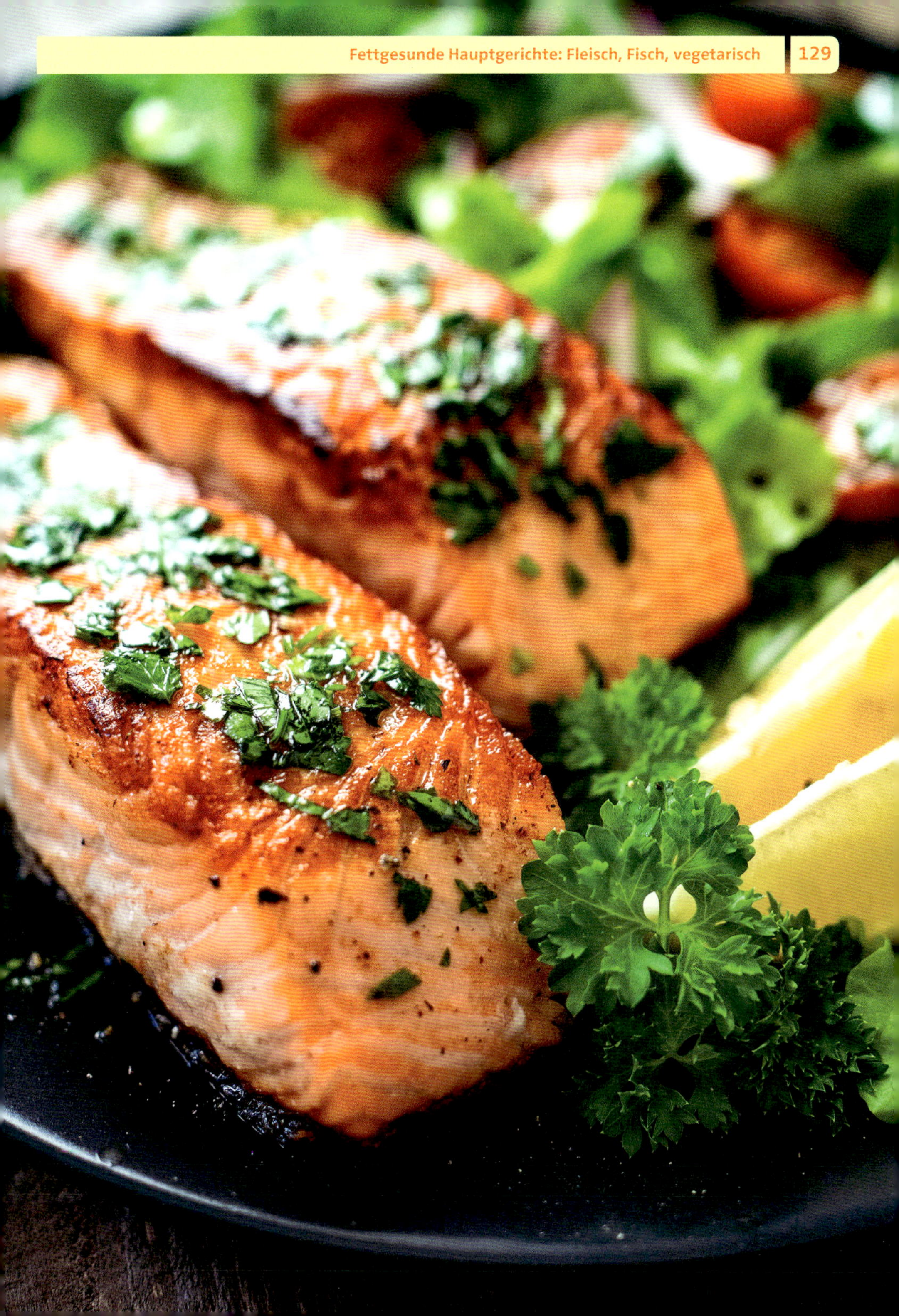

Rindfleisch-Curry mit Süßkartoffeln mit Kokosöl

Zubereitungszeit: 50 Minuten

Eine Portion enthält:

725 Kilokalorien	45 g Fett
35 g Eiweiß	34 g GFS, 10 g EUFS, 1 g MUFS
45 g Kohlenhydrate	

Zutaten für 4 Personen

- 600 g Rindfleisch, aus der Hüfte
- 4 Schalotten
- 600 g Süßkartoffel
- 4 EL Kokosöl, kalt gepresst
- 2 EL grüne Currypaste
- 200 ml Brühe
- 400 ml Kokosmilch, ungesüßt
- 2 EL Sojasauce
- 1 TL Zucker, braun
- 1 Prise Salz
- 4 EL Basilikum, fein gehackt

Zubereitung

Rindfleisch abbrausen, trocken tupfen und in 2 cm große Würfel schneiden. Schalotten schälen und vierteln. Süßkartoffel waschen, schälen und in 1 cm große Würfel schneiden.

Das Kokosöl in einem Schmortopf erhitzen, Fleisch darin von allen Seiten anbraten und herausnehmen. Dann die Schalottenviertel und Süßkartoffelwürfel anbraten. Die Currypaste einrühren Mit Brühe und Kokosmilch ablöschen. Fleisch wieder hinzugeben und das Ganze köcheln lassen, bis das Fleisch weich ist.

Abschließend mit Sojasauce, Zucker und Salz abschmecken, mit Basilikum bestreut servieren.

Knusperforelle mit Nüssen

mit Oliven- und Kürbiskernöl

Zubereitungszeit: 30 Minuten

Eine Portion enthält:

415 Kilokalorien	28 g Fett
30 g Eiweiß	4 g GFS, 13 g EUFS, 11 g MUFS
12 g Kohlenhydrate	

Zutaten für 4 Personen

- 40 g Walnusskerne
- 20 g Pinienkerne
- 20 g Kürbiskerne
- 4 frische Forellenfilets, je 125 g
- 1 Prise Salz
- weißer Pfeffer
- 4 EL natives Olivenöl extra
- 2 Tomaten
- 300 g Honigmelone
- 2 TL Zitronensaft
- 1 EL Kürbiskernöl, kalt gepresst
- ¼ TL Salz
- etwas Pfeffer aus der Mühle

Zubereitung

Walnüsse, Pinien- und Kürbiskerne hacken. Forellenfilets kalt abbrausen, trocken tupfen, leicht salzen und pfeffern. Auf der Hautseite die Filets mit Öl bestreichen. Die Fleischseite der Filets mit gehackten Nüssen bestreuen und andrücken.

Olivenöl in einer Pfanne erhitzen. Filets mit der Nussseite etwa 2 Minuten, mit der Hautseite etwa 4 Minuten braten.

Währenddessen die Tomaten und die Honigmelone in feine Würfel schneiden. Mit Zitronensaft, Kürbiskernöl, Salz und Pfeffer aus der Mühle abschmecken und als Salsa zur Forelle reichen.

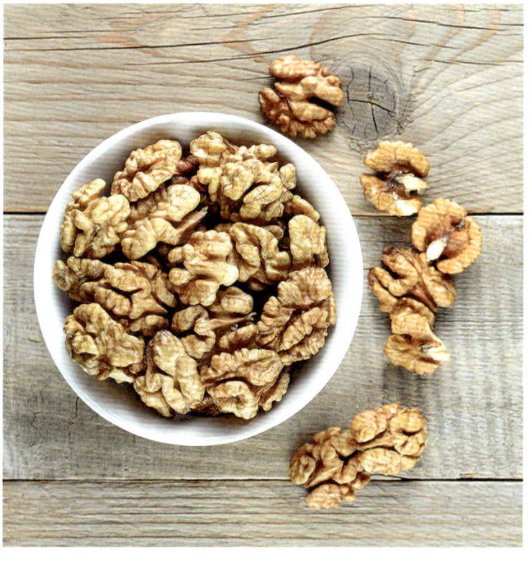

Labskaus mit Rapsöl

Zubereitungszeit: 1 Stunde

Eine Portion enthält:

560 Kilokalorien	24 g Fett
45 g Eiweiß	5 g GFS, 13 g EUFS, 6 g MUFS
39 g Kohlenhydrate	

Zutaten für 4 Personen

- 800 g Kartoffeln, vorwiegend festkochend
- 1 Prise Salz
- 2 Zwiebeln
- 150 g Gewürzgurken, aus dem Glas
- 200 g Rote Bete, aus dem Glas
- 8 eingelegte Heringsfilets, je ca. 80 g
- 3 EL Rapsöl, kalt gepresst
- 400 g Corned Beef
- ¼ TL Salz
- schwarzer Pfeffer
- Piment
- 1 Handvoll Walnüsse
- Kerbel zum Garnieren

Zubereitung

Kartoffeln waschen, schälen und in Salzwasser garen. Zwiebeln abziehen und fein würfeln. Gurken und rote Bete getrennt abgießen, Flüssigkeit auffangen. Beides in feine Würfel schneiden. Heringsfilet in feine Streifen schneiden.

Rapsöl erhitzen, Zwiebeln anbraten. Corned Beef grob würfeln, zu den Zwiebeln geben und 2 Minuten mitbraten. Mit Salz, Pfeffer und Piment kräftig würzen.

Kartoffeln abgießen und zu Püree stampfen. Vorbereitetes Corned Beef, 4–6 EL Rote-Bete-Saft und 2–4 EL Gurkenwasser dazugeben und unterrühren.

Zum Schluss die Heringsstreifen, Rote Bete und Gurkenwürfel unterheben. Auf vier Tellern den Labskaus anrichten, Walnüsse und Kerbel darüberstreuen.

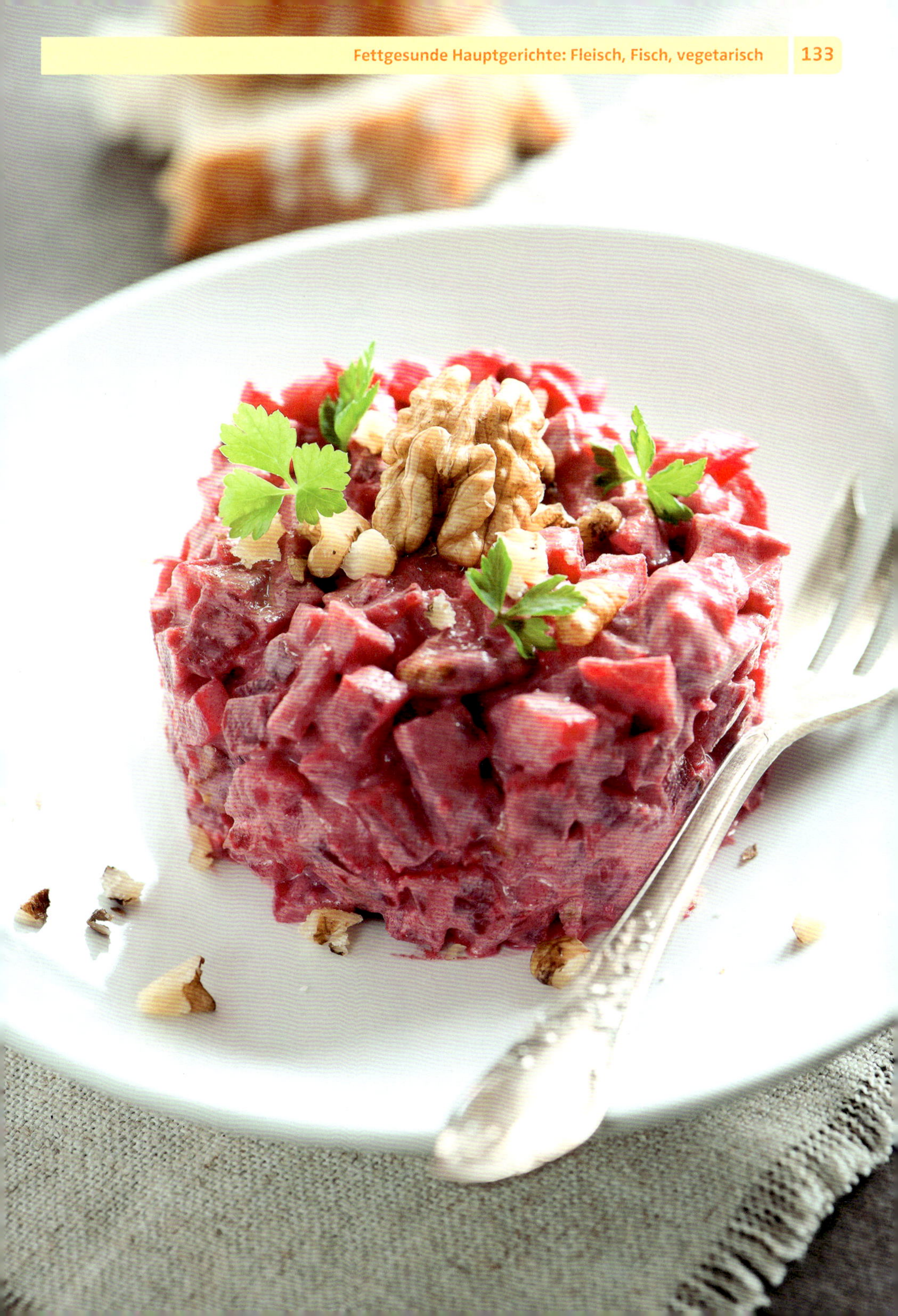

IN ÖL HALTBAR GEMACHT

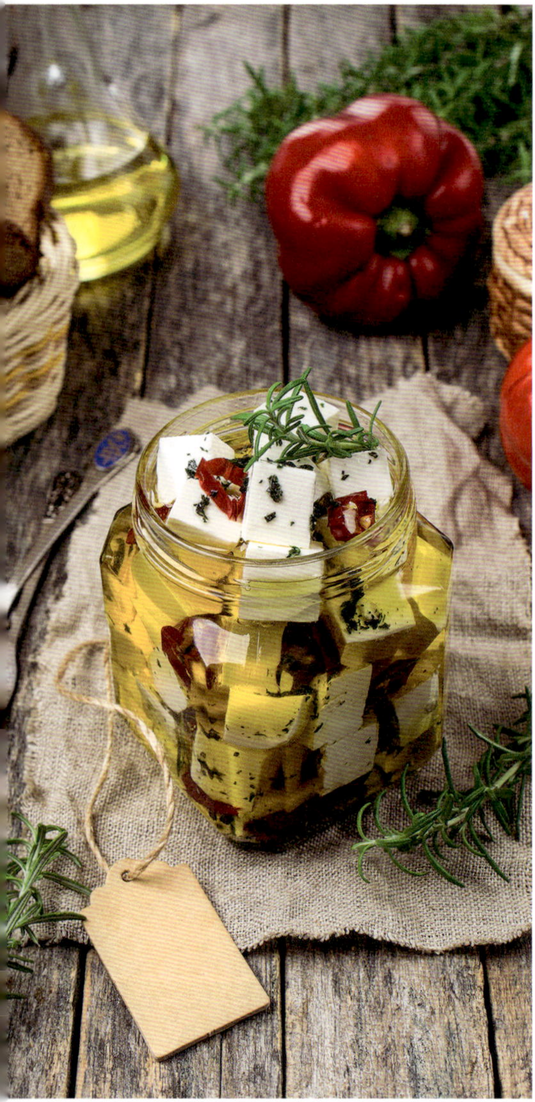

Eingelegte Fetawürfel

mit Olivenöl

Zubereitungszeit: 15 Minuten

Eine Portion enthält:

1175 Kilokalorien	120 g Fett
16 g Eiweiß	32 g GFS, 78 g EUFS,
2 g Kohlenhydrate	10 g MUFS

Zutaten für 2 Einmachgläser

- 5 Stiele Thymian
- 2 Zweige Rosmarin
- 2 Chilischoten
- 4 Knoblauchzehen
- 400 g Feta
- 400 ml natives Olivenöl extra

Außerdem:

- 2 Einmachgläser, je 250 ml Volumen

Zubereitung

Kräuter waschen und trocken schütteln. Thymianblättchen von den Stielen streifen, Rosmarinnadeln von Zweigen lösen und hacken. Chilischoten waschen und der Länge nach halbieren. Kerne entfernen und in feine Ringe schneiden. Knoblauch schälen und in dünne Scheiben schneiden.

Käse würfeln und in die 2 Einmachgläser füllen. Dabei mit Kräutern und Chili bestreuen. Mit dem Öl auffüllen. Gläser fest verschließen und mindestens einen Tag, aber maximal eine Woche kalt stellen. Etwa 30 Minuten vor dem Verzehr aus dem Kühlschrank nehmen.

Eingelegtes Gemüse
mit Olivenöl

Zubereitungszeit: 50 Minuten
Einweichzeit: 3–4 Stunden

Eine Portion enthält:

1140 Kilokalorien	119 g Fett
4 g Eiweiß	18 g GFS, 89 g EUFS,
13 g Kohlenhydrate	12 g MUFS

Zutaten für 2 Einmachgläser

- 100 g getrocknete Tomaten
- je 1 rote, grüne und gelbe Paprikaschote
- 1 Zucchini
- 80 ml natives Olivenöl extra
- 1 Prise Salz
- schwarzer Pfeffer
- 2–3 Knoblauchzehen
- 1 EL Thymian, getrocknet
- 1 TL Fenchel, zerstoßen
- ca. 420 ml natives Olivenöl extra

Außerdem:

- 2 Einmachgläser, je 450 ml Volumen

Zubereitung

Tomaten mit heißem Wasser übergießen, darin 3–4 Stunden einweichen, danach trocken tupfen. Paprikaschoten waschen, putzen und in Streifen schneiden. Im auf 200 °C vorgeheizten Backofen etwa 10 Minuten grillen, danach heiß in einen Gefrierbeutel geben und diesen verschließen.

Zucchini waschen, Stiel- und Blütenansatz entfernen und in Scheiben schneiden. Etwas Olivenöl in einer Pfanne erhitzen, Zucchini darin anbraten, salzen und pfeffern. Knoblauch abziehen und grob hacken.

Das gesamte Gemüse bis auf den Knoblauch in die beiden Gläser einschichten, dabei einzelne Lagen jeweils mit Knoblauch, Thymian und Fenchel würzen. Zum Schluss jedes Glas mit Olivenöl auffüllen, sodass alles Gemüse von Öl bedeckt ist. Solange dies der Fall ist, bleibt das Gemüse bis zu einem Monat im Kühlschrank haltbar.

KLEINE GERICHTE ZWISCHENDURCH, SUPPEN & EINTÖPFE

Gemüseomelett mit Olivenöl

Zubereitungszeit: 50 Minuten

Eine Portion enthält:

220 Kilokalorien	14 g Fett
18 g Eiweiß	4 g GFS, 8 g EUFS, 2 g MUFS
5 g Kohlenhydrate	

Zutaten für 4 Personen

- 400 g Gemüsereste, z. B. Brokkoli, Rosenkohl, Paprika, Bohnen, Erbsen
- 8 Eier, Größe M
- 1 Prise Salz
- schwarzer Pfeffer
- 2 EL natives Olivenöl extra
- 2 EL grob gehackte Küchenkräuter, z. B. glatte Petersilie, Dill, Kerbel

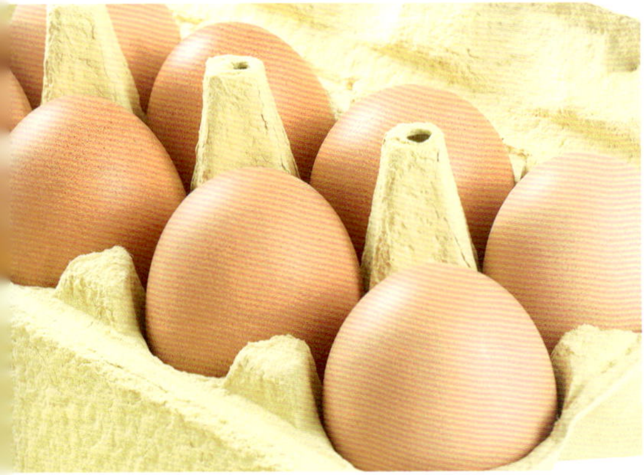

Zubereitung

Das Gemüse in mundgerechte Stücke schneiden. Eier in einer Schüssel aufschlagen und mit Salz und Pfeffer würzen.

Olivenöl in einer Pfanne erhitzen, Gemüse leicht anbraten, verschlagene Eier aufgießen und stocken lassen. Omelett wenden und von der anderen Seite braten. Mit den Kräutern bestreuen.

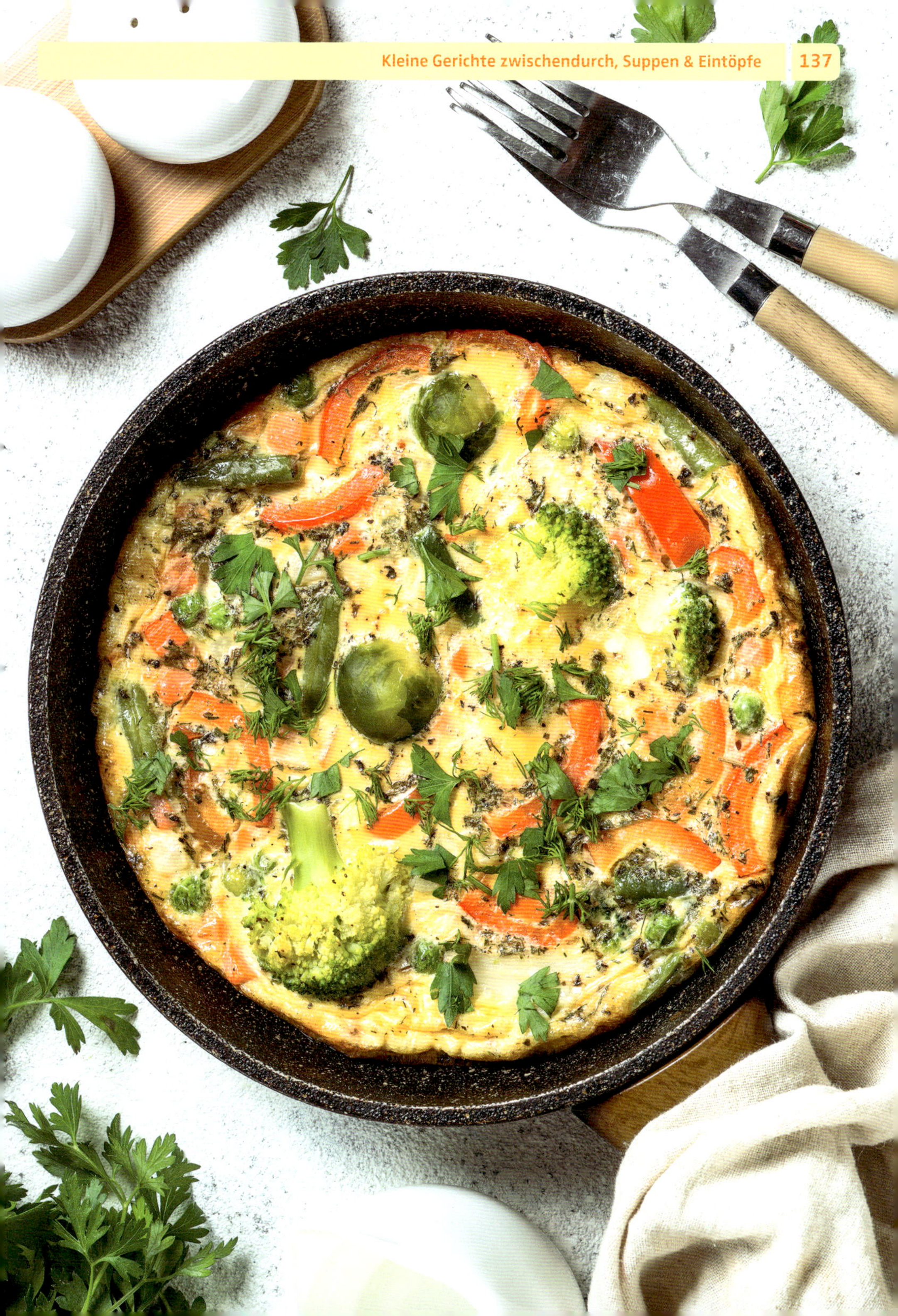

Gebackene Eier mit Räucherlachs mit Sahne

Zubereitungszeit: 20 Minuten

Eine Portion enthält:

380 Kilokalorien	30 g Fett
27 g Eiweiß	14 g GFS, 12 g EUFS, 4 g MUFS
3 g Kohlenhydrate	

Zutaten für 4 Personen

- 1–2 EL natives Olivenöl extra
- 8 Eier, Größe M
- 4 Scheiben Räucherlachs, je 50 g
- 200 ml Sahne
- 1 Prise Salz
- weißer Pfeffer
- 1 TL Thymian, getrocknet

Außerdem:

- 4 ofenfeste Portionsformen

Zubereitung

Die ofenfesten Portionsformen jeweils mit Olivenöl einfetten.

In jeder Form 2 Eier vorsichtig aufschlagen, ohne dass das Eigelb kaputtgeht.

Räucherlachs in mundgerechten Stücken gleichmäßig auf die Formen verteilen und mit jeweils 50 ml Sahne angießen. Mit etwas Salz, Pfeffer und Thymian würzen.

Vorsichtig den Inhalt jeder Form verrühren, sodass das Eigelb erhalten bleibt. Etwa 15 Minuten im auf 160 °C vorgeheizten Backofen backen, bis die Eier gestockt sind, sofort servieren.

Chili sin carne mit Olivenöl

Zubereitungszeit: 30 Minuten

Eine Portion enthält:

280 Kilokalorien	11 g Fett
26 g Eiweiß	2 g GFS, 7 g EUFS, 2 g MUFS
20 g Kohlenhydrate	

Zutaten für 4 Personen

- 100 g Sojagranulat
- 250 ml Gemüsebrühe
- 1 Zwiebel
- 1 Knoblauchzehe
- je 1 rote und gelbe Paprika
- 280 g Kidneybohnen, aus der Dose
- 4 EL natives Olivenöl extra
- 400 g gehackte Dosentomaten
- 3 EL Tomatenmark
- 1 Prise Salz
- schwarzer Pfeffer
- ½ TL Chilipulver
- 1 TL Kreuzkümmel, gemahlen
- 1 TL Paprika, edelsüß

Zubereitung

Das Sojagranulat mit heißer Brühe übergießen und darin einweichen lassen. Zwiebel und Knoblauch abziehen und fein hacken. Paprikaschoten putzen und in mundgerechte Stücke schneiden. Kidneybohnen in einem Sieb abtropfen lassen.

Das Olivenöl erhitzen, Zwiebel, Knoblauch und Paprika anbraten. Sojagranulat, Bohnen und Tomaten dazugeben. Mit Tomatenmark, Salz, Pfeffer und allen Gewürzen abschmecken. Alles etwa 20 Minuten köcheln und vor dem Servieren nochmals abschmecken.

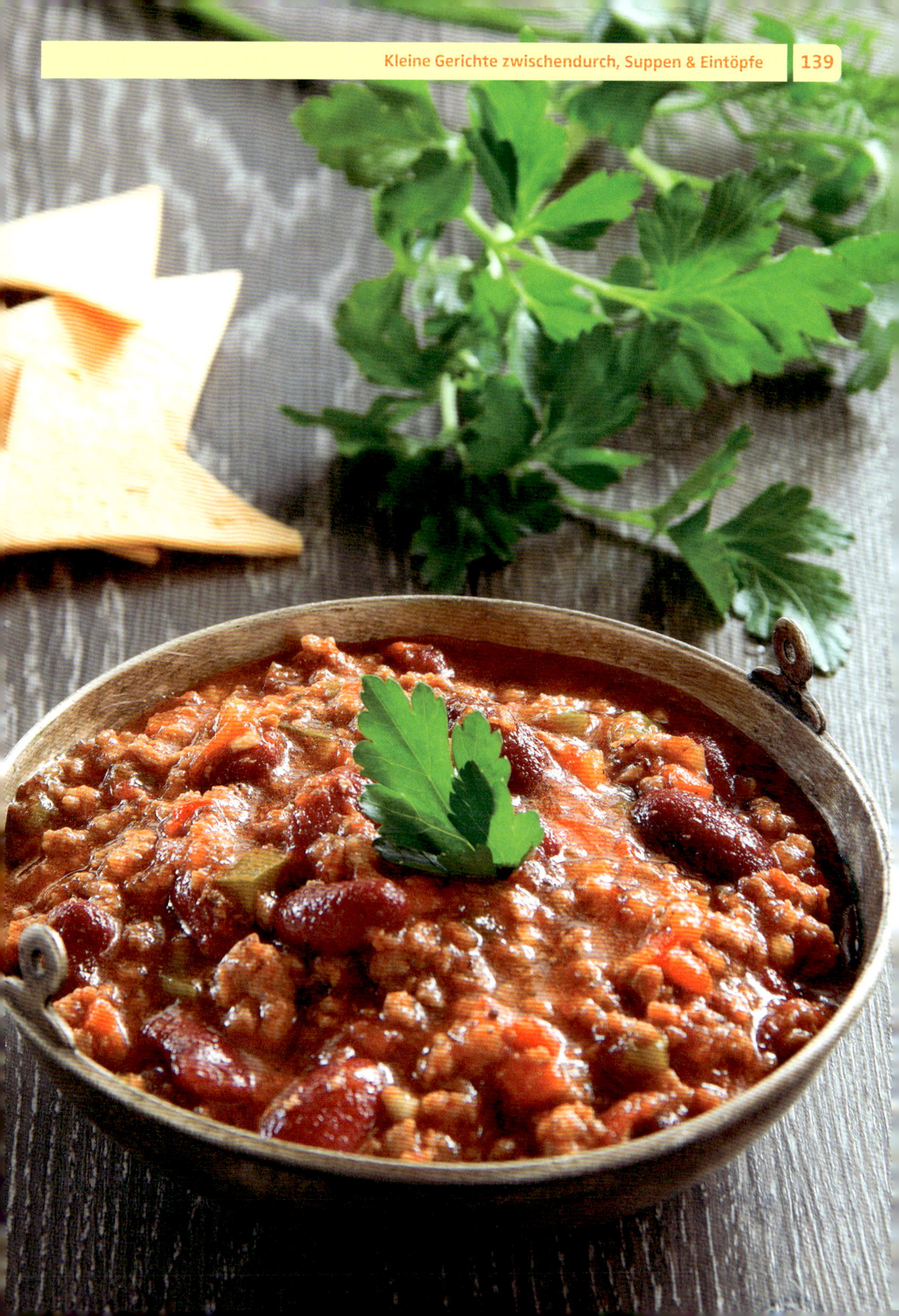

Kürbis-Linsen-Suppe

mit Raps- und Kürbiskernöl

Zubereitungszeit: 45 Minuten

Eine Portion enthält:

360 Kilokalorien	19 g Fett
14 g Eiweiß	3 g GFS, 8 g EUFS, 8 g MUFS
32 g Kohlenhydrate	

Zutaten für 4 Personen

- 400 g Butternutkürbis
- 1 Stange Lauch
- 1 säuerlicher Apfel, z. B. Boskop
- 1 Zwiebel
- 4 EL Rapsöl, raffiniert
- 200 g rote Linsen
- 800 ml Gemüsebrühe
- ½ TL Paprikapulver, edelsüß
- 1 Prise Salz
- schwarzer Pfeffer
- 1 TL Zitronensaft
- 4 EL Kürbiskernöl, kalt gepresst
- 2 EL Kernmix, z. B. Kürbis- und Sonnenblumenkerne
- Petersilie zum Garnieren

Zubereitung

Kürbis schälen und in Würfel schneiden. Den Lauch längs halbieren, waschen und fein schneiden. Das Kerngehäuse aus dem Apfel entfernen und das Fruchtfleisch klein würfeln. Die Zwiebel abziehen und fein hacken.

Rapsöl in einem Topf erhitzen, die Zwiebel, Lauch und Kürbis darin dünsten, dann Apfelstücke und die Linsen kurz mitdünsten. Mit der Brühe aufgießen und Paprikapulver einrühren. Zugedeckt bei mittlerer Hitze etwa 25 Minuten kochen, bis die Linsen und das Gemüse weich sind.

Die fertige Suppe mit Salz, Pfeffer und Zitronensaft abschmecken. Vom Herd nehmen, Kürbiskernöl unterrühren und die Suppe mit dem Pürierstab pürieren, bis die gewünschte Konsistenz erreicht ist. Auf vier Suppentassen verteilen und mit dem Mix aus Kernen sowie der Petersilie garnieren.

TIPP

Ein Mix aus Kernen, Saaten wie Sesam oder z. B. Mohn können Sie fertig kaufen oder nach Belieben selbst herstellen. Ein Kernmix passt nicht nur zu Suppen oder über Salate, sondern ist auch als Zutat beim Brotbacken geeignet.

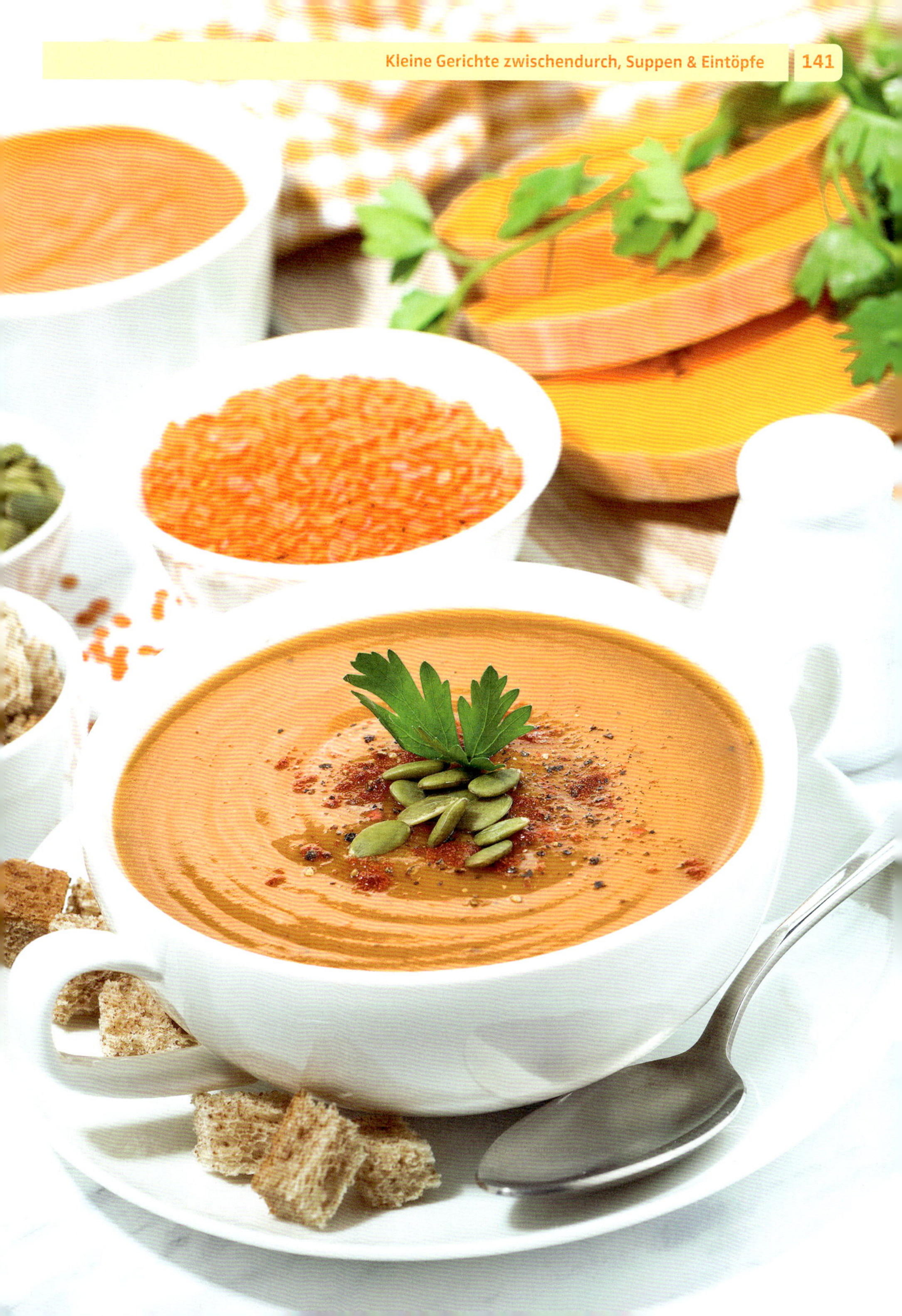

Französische Zwiebelsuppe mit Olivenöl

Zubereitungszeit: 40 Minuten

Eine Portion enthält:

310 Kilokalorien	18 g Fett
11 g Eiweiß	8 g GFS, 9 g EUFS, 1 g MUFS
21 g Kohlenhydrate	

Zutaten für 4 Personen

250 g Zwiebeln
4 EL natives Olivenöl extra
2 EL Mehl
1 Prise Salz
schwarzer Pfeffer
100 ml Weißwein, trocken
800 ml Rinderbrühe
100 g Greyerzer
4 Scheiben Baguette

Außerdem:

4 ofenfeste Suppentassen

Zubereitung

Zwiebeln schälen und in dünne Ringe schneiden. Olivenöl erhitzen und Zwiebelringe darin glasig dünsten. Mit Mehl bestäuben und unter Rühren leicht bräunen. Salzen und pfeffern. Mit Wein und Brühe ablöschen. Etwa 20 Minuten bei geringer Hitze köcheln lassen. Eventuell nochmals salzen und pfeffern.

Den Grill des Backofens auf 220 °C vorheizen. Greyerzer entrinden und grob reiben. Baguette toasten.

Die Zwiebelsuppe in die Suppentassen füllen. Jeweils eine Scheibe Baguette auf die Suppe geben, mit dem Greyerzer bestreuen und im Backofen 5 Minuten gratinieren. Sofort servieren.

Grünkernsuppe mit Olivenöl

Zubereitungszeit: 35 Minuten

Eine Portion enthält:

240 Kilokalorien
15 g Fett
6 g Eiweiß
7 g GFS, 7 g EUFS, 1 g MUFS
21 g Kohlenhydrate

Zutaten für 4 Personen

- 300 g Möhren
- 1 Stange Lauch
- 150 g Knollensellerie
- 2 EL natives Olivenöl extra
- 80 g Grünkernschrot
- 1 l Gemüsebrühe
- 120 ml Sahne
- 1 Prise Salz
- schwarzer Pfeffer
- 4 EL krause Petersilie, gehackt
- 4 EL Schnittlauch, in Röllchen

Zubereitung

Möhren putzen und in etwa 0,5 cm dicke Scheiben schneiden. Den Lauch putzen und in Ringe schneiden. Knollensellerie schälen und würfeln.

Öl in einem Topf erhitzen und den Grünkernschrot darin kurz rösten. Mit der Brühe ablöschen. Das vorbereitete Gemüse dazugeben, einmal aufkochen und alles etwa 20 Minuten leicht köcheln lassen.

Die Suppe mit einem Pürierstab zu einem gleichmäßig sämigen Brei pürieren. Sahne unterrühren, mit Salz, Pfeffer, Petersilie und Schnittlauch gewürzt servieren.

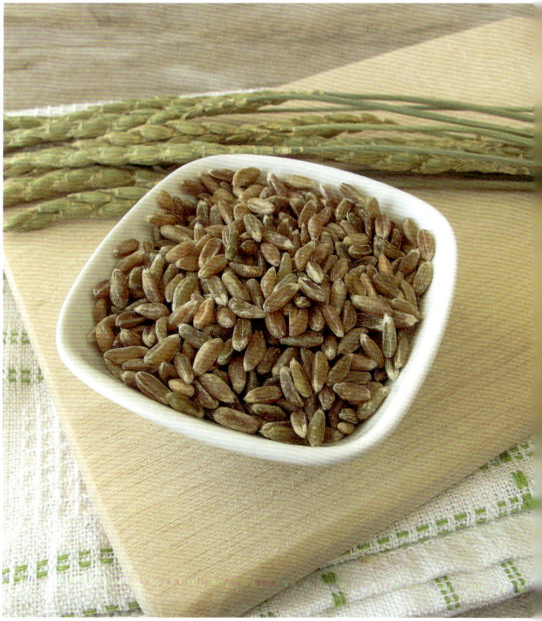

Maiseintopf mit Speck

mit Rapsöl

Zubereitungszeit: 50 Minuten

Eine Portion enthält:

302 Kilokalorien	13 g Fett
16 g Eiweiß	4 g GFS, 6 g EUFS, 3 g MUFS
29 g Kohlenhydrate	

Zutaten für 4 Personen

- 4 Gemüsemaiskolben
- 1 Prise Salz
- 200 g Kartoffeln, vorwiegend mehlig kochend
- 1 Möhre
- 100 g Staudensellerie
- 1 Zwiebel
- 3 EL Rapsöl, raffiniert
- 1 l Fleischbrühe
- ½ Bd. Frühlingszwiebeln
- 200 g Frühstückspeck, in Scheiben

Zubereitung

Die Maiskolben von Blättern und Fäden befreien, waschen und in Salzwasser etwa 20 Minuten garen. Kolben herausnehmen und abkühlen lassen. Danach die Körner mit einem scharfen Messer aus den Kolben schneiden.

Kartoffel, Möhre und Sellerie waschen, schälen und in kleine Würfel schneiden. Die Zwiebel abziehen und fein hacken. Öl in einem großen Topf erhitzen, Zwiebel, Kartoffel und Gemüse darin andünsten. Mit Brühe ablöschen und bei mittlerer Hitze etwa 20 Minuten köcheln lassen.

Frühlingszwiebeln waschen, putzen und in Ringe schneiden. Speck auslassen, knusprig braten, auf Küchenkrepp geben und zerbröseln.

Die Hälfte der Maiskörner zum Suppengemüse geben und die Suppe pürieren. Danach die restlichen Maiskörner und die Frühlingszwiebeln hinzufügen.

In vier Suppentellern anrichten, den Speck über die Suppe geben und sofort servieren.

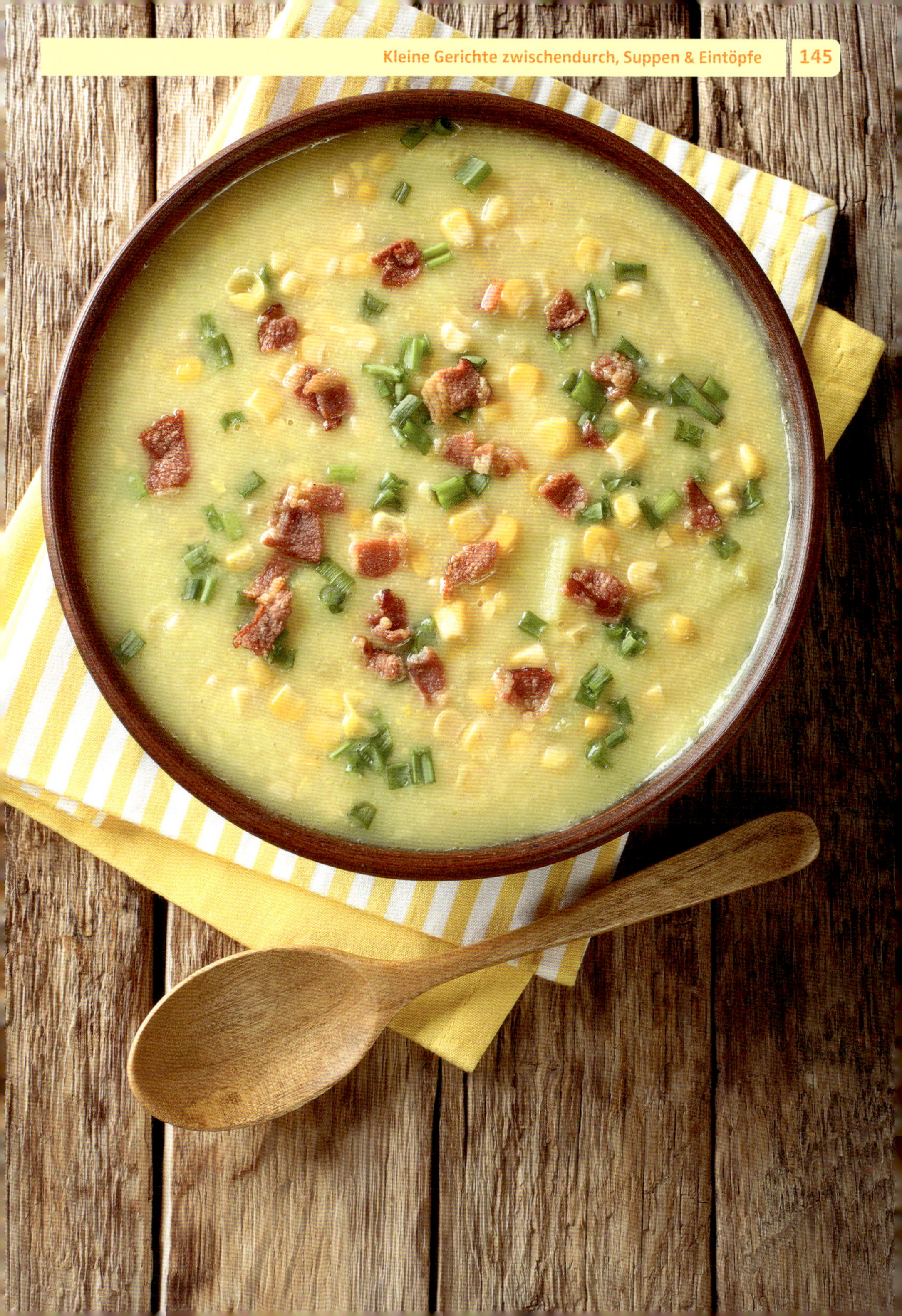

Avocadosuppe

mit Raps- und Leinöl

Zubereitungszeit: 30 Minuten

Eine Portion enthält:

260 Kilokalorien	23 g Fett
5 g Eiweiß	4 g GFS, 14 g EUFS, 5 g MUFS
7 g Kohlenhydrate	

Zutaten für 4 Personen

- 2 Zwiebeln
- 1 EL Rapsöl, kalt gepresst
- 1 Biozitrone
- 1 Chilischote
- 2 Avocados
- 700 ml Gemüsefond
- 1 Fleischtomate
- 40 g Mandeln, gestiftet
- 1 Prise Salz
- weißer Pfeffer
- 1 EL Leinöl, kalt gepresst

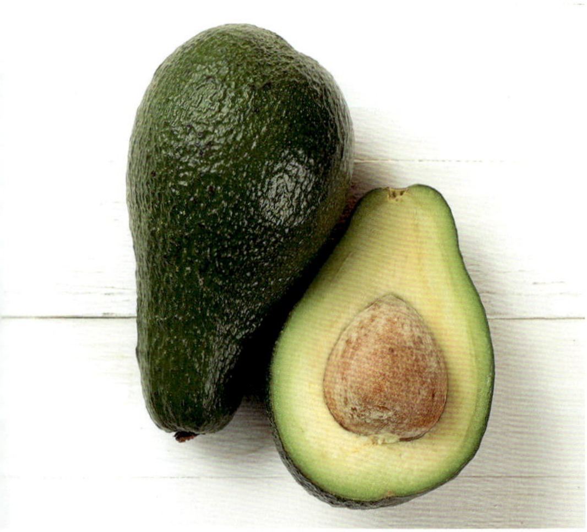

Zubereitung

Zwiebeln abziehen und fein würfeln. Rapsöl in einen Topf geben und die Zwiebeln bei mittlerer Hitze darin glasig anschwitzen.

Die Schale der Biozitrone abreiben, den Saft auspressen. Abrieb und Saft, die geputzte, entkernte und klein geschnittene Chilischote sowie das gewürfelte Fruchtfleisch der Avocados ebenfalls in den Topf geben und mit dem Gemüsefond auffüllen. Das Ganze mit einem Pürierstab pürieren und bei mittlerer Hitze unter ständigem Rühren erwärmen.

Tomate von Kernen befreien und würfeln. Die Mandeln in einer Pfanne ohne Fett goldbraun rösten.

Die Suppe mit Salz und Pfeffer abschmecken und auf vier Suppentellern anrichten. Mit dem Leinöl beträufeln und Tomatenwürfeln sowie den gerösteten Mandeln garniert servieren.

Blätterteigtaschen mit Feta und Spinat

mit Olivenöl

Zubereitungszeit: 40 Minuten

Eine Portion enthält:

420 Kilokalorien	33 g Fett
10 g Eiweiß	21 g GFS, 10 g EUFS, 2 g MUFS
22 g Kohlenhydrate	

Zutaten für 4 Personen

- 1 kleine Zwiebel, 40 g
- 2 Knoblauchzehen
- 1 EL natives Olivenöl extra
- 120 g Spinat, tiefgekühlt
- 2 EL Pinienkerne
- 100 g Feta
- 1 Prise Salz
- schwarzer Pfeffer
- 275 g Blätterteig, 1 Rolle aus dem Kühlregal
- 1 Eigelb
- 2 EL Milch, 3,5 % Fett

Zubereitung

Den Backofen auf 200 °C vorheizen.

Zwiebel und Knoblauch abziehen und fein hacken. Öl erhitzen, Zwiebel und Knoblauch darin andünsten. Tiefkühlspinat dazugeben und gut 5 Minuten dünsten. Etwas abkühlen lassen.

Die Pinienkerne rösten. Feta in kleine Würfelchen schneiden und zusammen mit den Pinienkernen zum Spinat geben, mit Salz und Pfeffer abschmecken.

Blätterteig ausrollen und in 8 Quadrate schneiden. Eigelb mit der Milch verquirlen. Die Ränder der Teigquadrate mithilfe eines Pinsels bestreichen.

Jeweils 1 EL Spinat-Käse-Masse in eine Ecke geben, den Teig umklappen und zu einem Dreieck falten. Die Ränder mit einer Gabel fest andrücken. Taschen mit dem restlichen Eigelb bestreichen. Etwa 18 Minuten goldbraun backen.

Süßkartoffelchips aus dem Ofen mit Olivenöl

Zubereitungszeit: 55 Minuten

Eine Portion enthält:

180 Kilokalorien	8 g Fett
2 g Eiweiß	1 g GFS, 6 g EUFS, 1 g MUFS
24 g Kohlenhydrate	

Zutaten für 4 Personen

- 400 g Süßkartoffeln
- 3 EL natives Olivenöl extra
- 1 TL Meersalz, grobkörnig
- ½ TL Paprika- oder Currypulver

Zubereitung

Süßkartoffeln gründlich waschen und trocken tupfen. Nicht schälen. Den Backofen auf 160 °C vorheizen und 2 Bleche mit Backpapier belegen.

Mit einem Hobel oder Sparschäler die Süßkartoffel in hauchdünne gleichmäßige Scheiben schneiden. Die Scheiben in einer Schüssel mit Öl beträufeln und Salz sowie den weiteren Gewürzen nach Geschmack würzen. Gründlich vermengen, sodass an allen Scheiben Öl hängt.

Die Kartoffelscheiben nebeneinander auf die Bleche verteilen, sie sollten nicht übereinander liegen.

Das Ganze etwa 45 Minuten backen, nach der Hälfte der Zeit einmal wenden. Die genaue Garzeit hängt von der Scheibendicke sowie vom Ofen ab, daher die letzten 10 Minuten die Chips beobachten. Danach auskühlen lassen.

TIPP

Als Gewürz für selbst gemachte Chips eignen sich auch Kräuter der Provence.

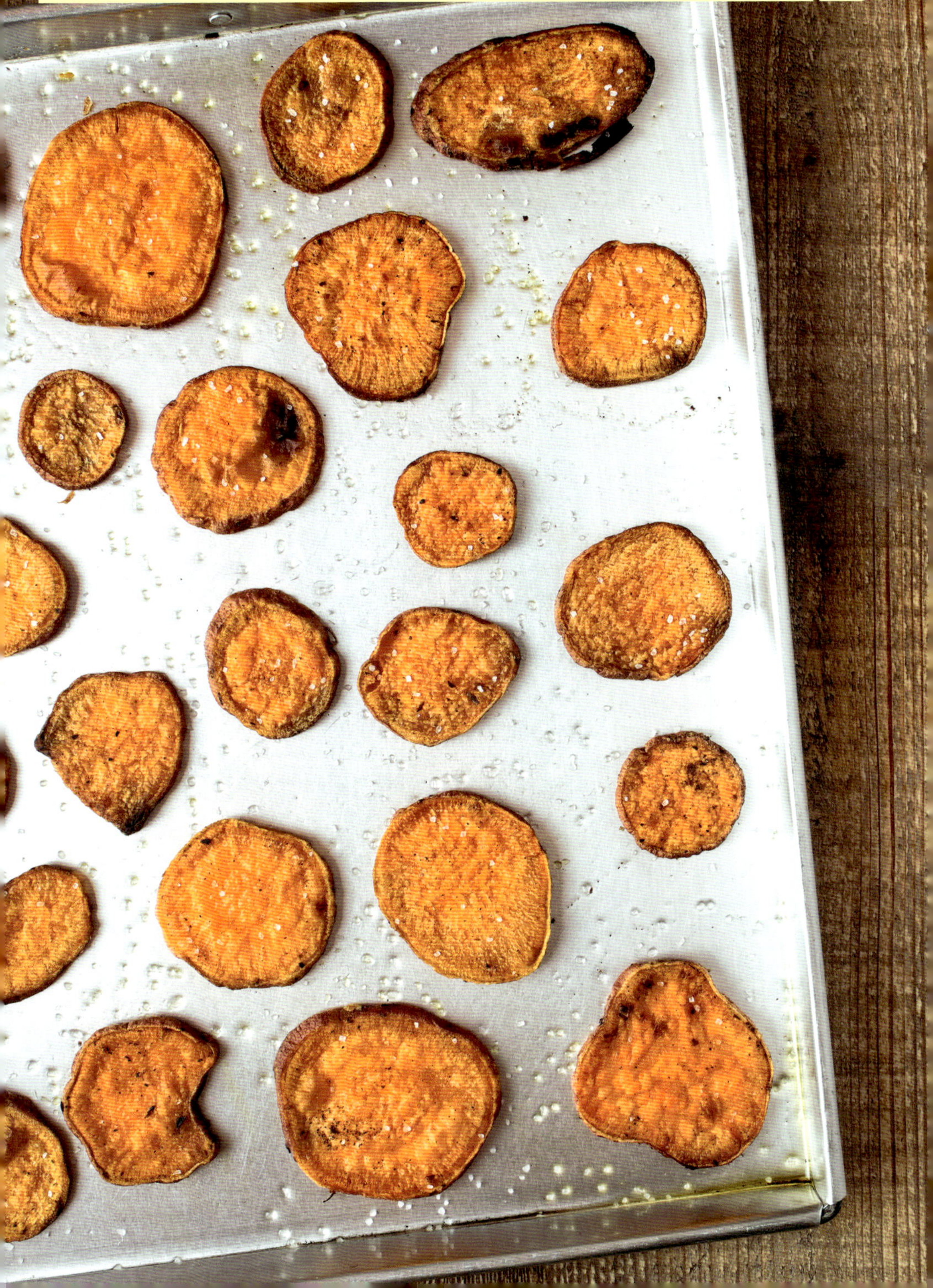

SÜSS BIS CREMIG: DESSERTS, KUCHEN & GEBÄCK

Bratapfel mit Vanillesauce

mit Kokosöl

Zubereitungszeit: 1 Stunde

Eine Portion enthält:

450 Kilokalorien	24 g Fett
11 g Eiweiß	9 g GFS, 11 g EUFS, 4 g MUFS
48 g Kohlenhydrate	

Zutaten für 4 Personen

- 4 säuerliche Äpfel, z. B. Boskop
- 75 g Mandeln, gehobelt
- 3 TL Rosinen
- 3 EL Zucker
- 1 Msp. Zimt, gemahlen
- 50 g Marzipanrohmasse
- 2 EL Kokosöl, kalt gepresst
- 500 ml Milch, 3,5 % Fett
- ½ Pkg. Vanillepudding zum Kochen

Zubereitung

Äpfel waschen und mit einem Apfelausstecher das Kerngehäuse herausstechen.

Die Hälfte der Mandeln mit Rosinen, 1 EL Zucker und Zimt mischen, die Marzipanrohmasse fein hacken und untermengen.

Äpfel mit der Masse füllen und in eine Auflaufform setzen. Mit den restlichen Mandeln bestreuen. Kokosöl darauf verteilen und im vorgeheizten Backofen bei 200 °C 30–40 Minuten backen.

Inzwischen 3–4 EL von der Milch abnehmen und mit dem Puddingpulver glattrühren. Die restliche Milch zum Kochen bringen, Puddingmischung einrühren und unter Rühren einmal aufkochen, bis die Vanillesauce sämig wird. Mit dem restlichen Zucker abschmecken, etwas abkühlen lassen und gelegentlich umrühren.

Bratäpfel aus dem Backofen herausnehmen, auf vier Desserttellern anrichten und mit der lauwarmen Vanillesauce servieren.

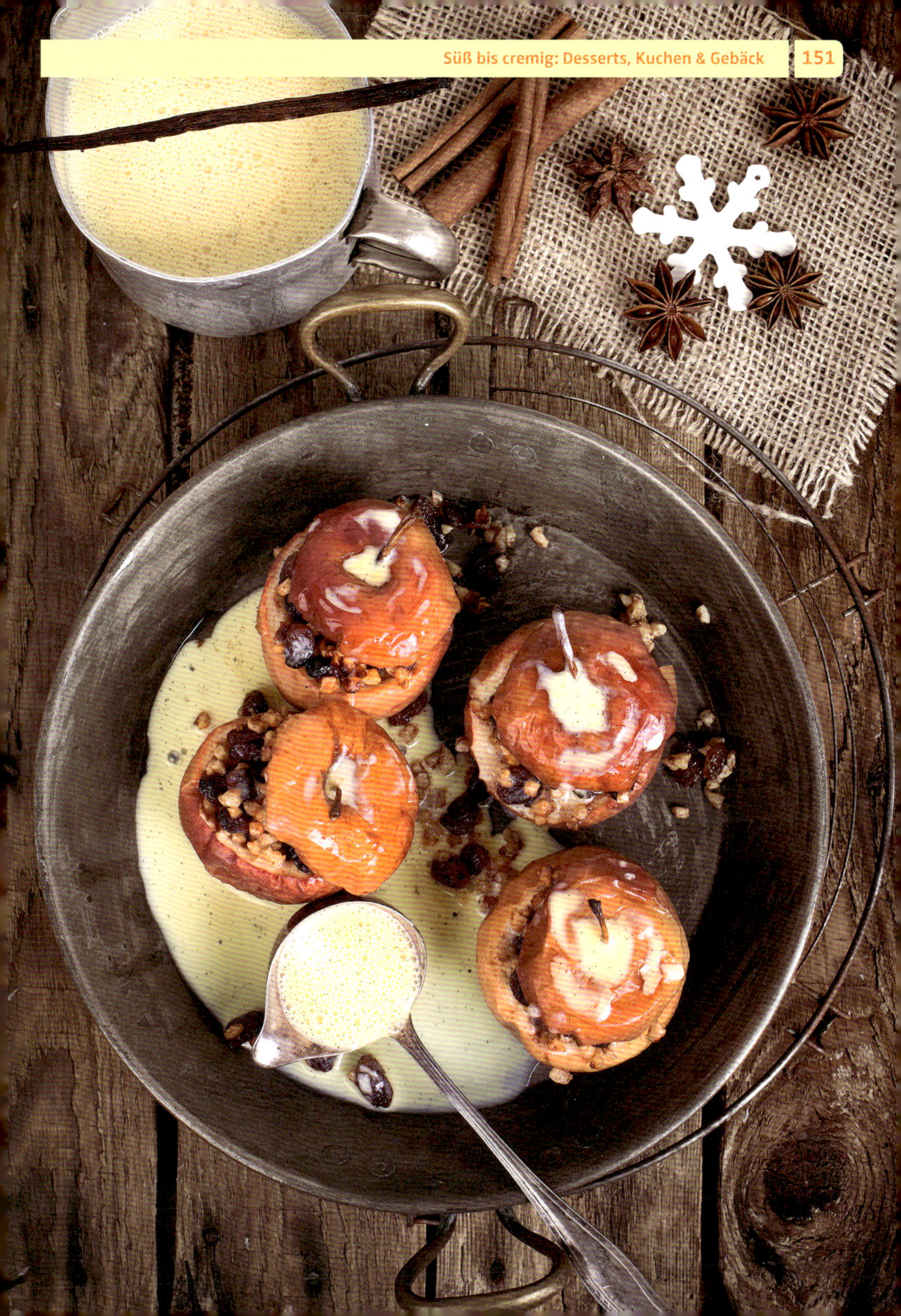

Gebackene Banane an Honig-Sesam-Sauce

mit Kokosöl

Zubereitungszeit: 25 Minuten

Eine Portion enthält:

570 Kilokalorien	38 g Fett
5 g Eiweiß	28 g GFS, 5 g EUFS, 1 g MUFS
52 g Kohlenhydrate	

Zutaten für 4 Personen

- 100 g Mehl
- 125 ml Kokosmilch, ungesüßt
- 100 ml Wasser
- 1 TL Natron
- 1 Prise Salz
- 1 EL Zucker
- 2 EL Sesamsamen
- 2 EL Honig
- 4 Bananen
- 300 g Kokosöl, kalt gepresst

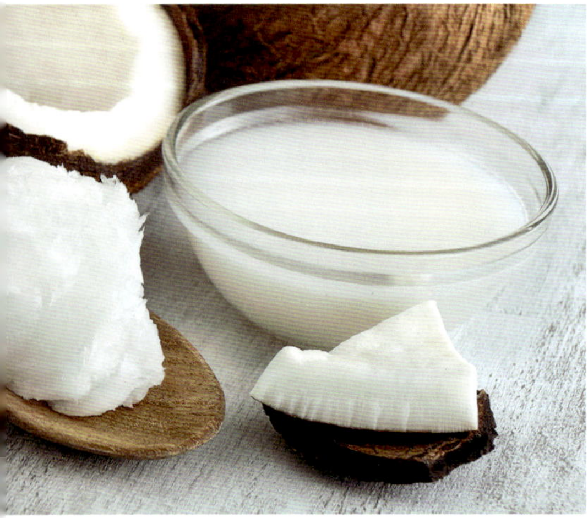

Zubereitung

Mehl, Kokosmilch, Wasser, Natron, Salz und Zucker zu einem dickflüssigen Teig verrühren.

Sesamsamen in einer Pfanne rösten, herausnehmen und mit dem Honig verrühren.

Die Bananen schälen und in 2 cm dicke Scheiben schneiden.

In einem hohen Topf das Kokosöl auf 180 °C erhitzen. Die Bananen im vorbereiteten Teig wenden und portionsweise im heißen Fett goldgelb backen. Danach mit der Honigsesamsauce beträufeln und sofort servieren.

Weintrauben auf Mandel-Krokant-Creme

mit Kokos- und Walnussöl

Zubereitungszeit: 30 Minuten

Eine Portion enthält:

430 Kilokalorien	22 g Fett
22 g Eiweiß	8 g GFS, 9 g EUFS, 3 g MUFS
34 g Kohlenhydrate	

Zutaten für 4 Personen

- 2 TL Kokosöl, kalt gepresst
- 40 g Getreideflocken, gemischt
- 4 EL Mandeln, gehackt
- 1 EL Honig
- je 250 g blaue und grüne Weintrauben
- 4 EL Mandelmus, ungesüßt
- 2 TL Walnussöl, kalt gepresst
- 500 g Magerquark
- 100 ml Sahne

Außerdem:

- 4 Dessertschälchen

Zubereitung

Das Kokosfett bei mittlerer Hitze schmelzen lassen. Die Getreideflocken zusammen mit den Mandeln hinzufügen und beides unter Rühren knusprig rösten. Den Honig dazugeben und alles kurz karamellisieren lassen.

Weintrauben waschen und von den Stielen zupfen. Die Trauben mit einem spitzen Messer halbieren und die Kerne vorsichtig herauslösen.

Mandelmus, Walnussöl, Quark und Sahne miteinander verrühren, sodass eine glatte Creme entsteht.

Die Quarkcreme auf die Dessertschälchen verteilen, erst die Weintrauben und zum Schluss den Krokant darüberstreuen.

Pistazieneis mit Sahne

Zubereitungszeit: 35 Minuten
Kühl- und Gefrierzeit: 1 Stunde und ca. 40 Minuten

Eine Portion enthält:

410 Kilokalorien	29 g Fett
11 g Eiweiß	12 g GFS, 13 g EUFS, 4 g MUFS
28 g Kohlenhydrate	

Zutaten für 4 Personen

- 70 g Pistazien, geschält
- 400 ml Milch, 3,5 % Fett
- 125 g Sahne
- 4 Eigelb
- 80 g Puderzucker
- 1 Biozitrone

TIPP

Wenn das Eisrühren von Hand beim Gefrierprozess zu anstrengend ist, können Sie darauf verzichten: Das Eis ist dann weniger cremig, die Konsistenz gleicht einem Parfait.

Zubereitung

50 g Pistazien im Mixer zerkleinern. Milch dazugeben und alles fein pürieren. Die Pistazienmilch mit der Sahne unter Rühren aufkochen und bei schwacher Hitze etwa 5 Minuten köcheln lassen.

Die Eigelbe mit dem Puderzucker in einer hitzebeständigen Rührschüssel mit einem Schneebesen aufschlagen. Die heiße Pistazienmilch unter ständigem Rühren langsam in die Eigelbmischung gießen. Jetzt über einem heißen Wasserbad alles mit dem Schneebesen ca. 10 Minuten cremig aufschlagen.

Die fertige Masse danach in eine kalte Schüssel gießen. Diese auf ein kaltes Wasserbad setzen und nochmals für 10 Minuten weiter rühren. Anschließend ca. 60 Minuten kalt stellen.

Danach die Zitrone auspressen, 1 EL Zitronensaft unter die Eismasse rühren. Das Ganze wieder in den Tiefkühlschrank geben, alle 5 Minuten herausnehmen und mit einem Schneebesen immer wieder aufschlagen. Diesen Vorgang so oft wiederholen, bis das Eis fast fest ist. Dann die verbliebenen Pistazien grob hacken und unterrühren. Danach das cremige Pistazieneis portionieren und servieren.

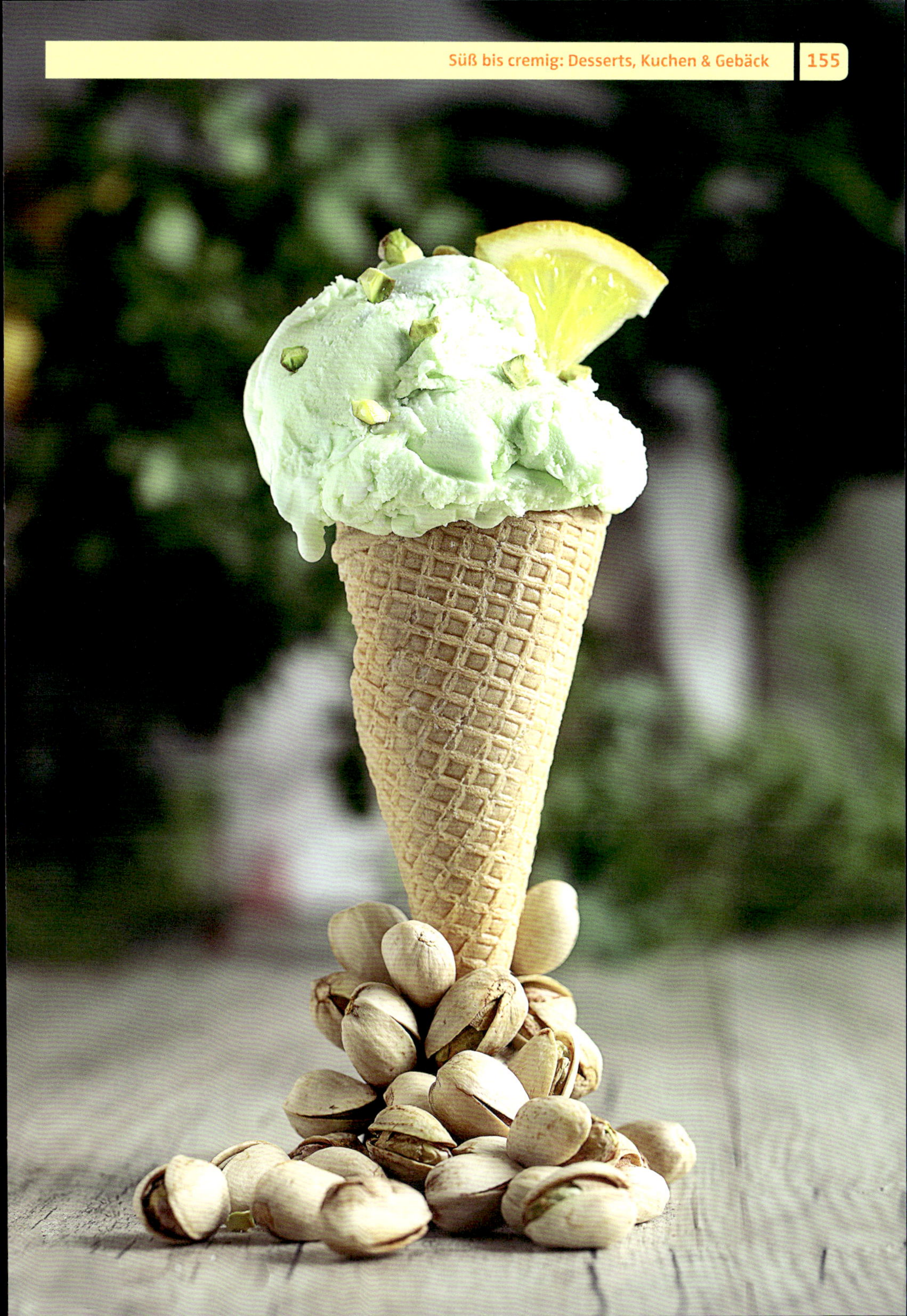

Haselnuss-Balls

mit Kokosöl und Haselnüssen

Zubereitungszeit: 35 Minuten
Gefrierzeit: 15 Minuten

Ein Stück enthält:

110 Kilokalorien	8 g Fett
2 g Eiweiß	4 g GFS, 3 g EUFS, 1 g MUFS
8 g Kohlenhydrate	

Zutaten für 25 Stück

- 200 g Nusscremewaffeln mit Schokolade
- 70 g Kokosöl, kalt gepresst
- 40 g Puderzucker
- 50 g Haselnüsse, gemahlen
- 2 EL Backkakao
- 50 g Haselnüsse, gehackt
- 50 g Nusskrokant

Zubereitung

Nusscremewaffeln zerbröseln. Brösel mit Kokosfett, Puderzucker, gemahlenen Haselnüssen und Backkakao in eine Schüssel geben und alles zu einer homogenen Masse verarbeiten. Abgedeckt für etwa 15 Minuten in die Tiefkühlung stellen.

Aus der Nussmasse mit einem Teelöffel 25 Portionen abnehmen. Mit den Händen zügig zu kleinen Kugeln formen. Krokant und gehackte Haselnüsse mischen und die geformten Balls darin wälzen. Das Konfekt kann in einer Dose im Kühlschrank fünf bis sechs Monate aufbewahrt werden.

Sonnenblumenkerne-Balls

mit Sonnenblumenkernen

Zubereitungszeit: 15 Minuten

Ein Stück enthält:

70 Kilokalorien	2 g Fett
2 g Eiweiß	0 g GFS, 1 g EUFS, 1 g MUFS
8 g Kohlenhydrate	

Zutaten für 14 Stück

- 120 g Maulbeeren, getrocknet
- 70 g Sonnenblumenkerne
- 100 g Datteln
- 20 g Haferflocken, blütenzart
- 2 EL Backkakao
- 4 EL Sesamsamen
- 1 Biozitrone oder Bioorange, nach Belieben

Zubereitung

Maulbeeren und Sonnenblumenkerne in einem Mixer pürieren. Datteln und Haferflocken nach und nach hinzufügen. Pürieren, bis eine homogene Masse entsteht.

Ist die Masse zu fest, nach Belieben etwas frisch gepressten Saft dazugeben. Danach aus der Masse mit einem Teelöffel 14 Portionen abnehmen und mit den Händen zügig zu Kugeln formen.

Die Balls zuerst in Kakao, danach in den Sesamsamen wälzen. Das fertige Konfekt lässt sich in einer Dose mindestens zwei Wochen im Kühlschrank aufbewahren.

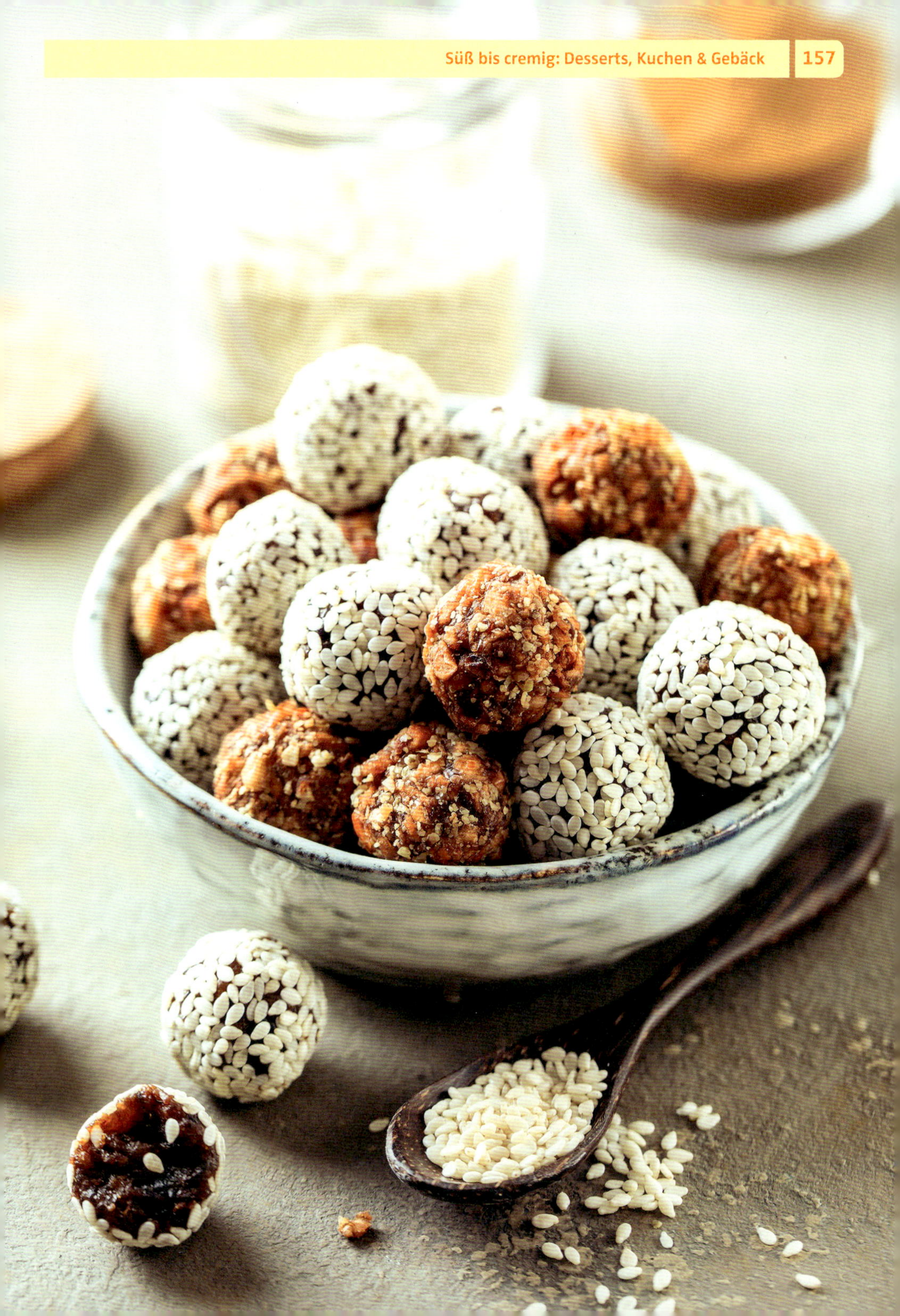

Pfirsich-Schicht-Dessert mit karamellisierten Walnüssen mit Schmand

Zubereitungszeit: 30 Minuten
Kühlzeit: 1 Stunde

Eine Portion enthält:

495 Kilokalorien	31 g Fett
11 g Eiweiß	10 g GFS, 9 g EUFS, 12 g MUFS
43 g Kohlenhydrate	

Zutaten für 4 Personen

- 4 Pfirsiche
- 80 g Walnüsse
- 6 EL Zucker
- 200 g Schmand
- 300 g Naturjoghurt, 1,5 % Fett
- 80 g Cantuccini

Zubereitung

Die Pfirsiche in Würfel schneiden. Walnüsse klein hacken, mit 4 EL Zucker in einer Pfanne karamellisieren lassen. Dabei die Walnüsse mehrfach wenden, bis sie rundherum mit Karamell umhüllt sind. Danach auf ein Backpapier geben und auskühlen lassen.

In die heiße Pfanne nun die Pfirsichwürfel geben und ein paar Minuten im eigenen Saft dünsten, bis die Pfirsiche etwas weich sind. Danach abkühlen lassen.

Schmand, Joghurt und den restlichen Zucker verrühren. Die Cantuccini grob hacken.

Nun die Pfirsichwürfel, Cantuccini und die vorbereitete Creme in vier hohe Gläser einschichten, 60 Minuten kühl stellen und vor dem Servieren mit den karamellisierten Walnüssen bedecken.

Vanilleeisbecher mit Himbeeren mit Kürbiskernöl

Zubereitungszeit: 5 Minuten

Eine Portion enthält:

310 Kilokalorien	23 g Fett
5 g Eiweiß	8 g GFS, 8 g EUFS, 7 g MUFS
21 g Kohlenhydrate	

Zutaten für 4 Personen

- 250 g frische Himbeeren
- 8–12 Kugeln Vanilleeis, aus einer 500-g-Packung
- 4–6 EL Kürbiskernöl, kalt gepresst
- 4 TL Zartbitterschokolade-Späne

Zubereitung

Himbeeren abbrausen, trocken tupfen und verlesen. Das Vanilleeis mit einem Portionierer oder einem Esslöffel auf vier Bechern oder tiefen Tellern verteilen, mit Kürbiskernöl begießen. Die Himbeeren auf die Portionen verteilen und zum Schluss die Schokoladenspäne darüberstreuen.

Saftige Brownies mit Rapsöl

Zubereitungszeit: 10 Minuten
Backzeit: 25 Minuten

Ein Stück enthält:

260 Kilokalorien	14 g Fett
4 g Eiweiß	3 g GFS, 7 g EUFS, 4 g MUFS
30 g Kohlenhydrate	

Zutaten für 20 Stück

- 4 Eier, Größe M
- 400 g Zucker
- 240 ml Rapsöl, kalt gepresst
- 250 g Mehl
- 1 Vanilleschote
- 70 g Backkakao
- 1 gestrichener TL Salz

Außerdem:

- 1 Backform, 20x20 cm

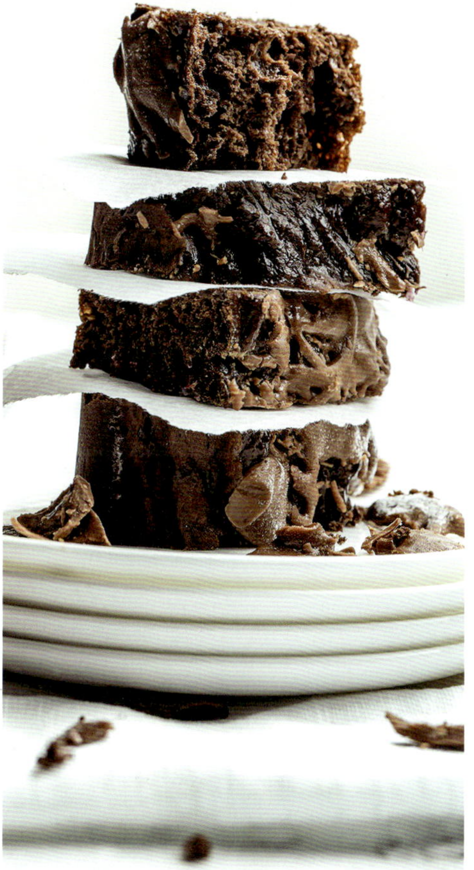

Zubereitung

Eier mit dem Zucker zu einer cremigen Masse rühren. Das Öl als Strahl unter Rühren hinzugeben. Dann nach und nach Mehl, das Mark der Vanilleschote, Kakao und Salz mit dem Handrührgerät unterrühren.

Den Backofen auf 180 °C vorheizen. Den Teig in eine gefettete Backform geben und 20–25 Minuten auf mittlerer Schiene backen. Der Teig sollte noch feucht sein. Ausgekühlt in Quadrate schneiden.

Amerikanischer Pekankuchen mit Butter und Kokosöl

Zubereitungszeit: 25 Minuten
Kühl- und Backzeit: je 60 Minuten

Ein Stück enthält:

490 Kilokalorien	21 g Fett
9 g Eiweiß	8 g GFS, 5 g EUFS, 8 g MUFS
66 g Kohlenhydrate	

Zutaten für 12 Stück

- 270 g Mehl
- 100 g Butter
- 100 g Puderzucker
- 1 Prise Salz
- 4 Eier, Größe M
- 30 g Kokosöl, kalt gepresst
- ½ TL Vanillezucker
- 125 g Zucker
- 350 g Maissirup
- 200 g Pekannüsse, gehackt

Außerdem:

- 1 runde Kuchenform, 24 cm Durchmesser

Zubereitung

Für den Teig 250 g Mehl, Butter, Puderzucker, Salz und 1 Ei zu einem glatten Teig verkneten, diesen zu einer Kugel formen und etwa 1 Stunde im Kühlschrank lagern.

Backofen auf 220 °C vorheizen, den Teig ausrollen, die Kuchenform mit Backpapier auslegen. Den Teig hineinlegen und die Ränder nach oben hin etwas festdrücken. Für ca. 10 Minuten vorbacken.

Die restlichen 3 Eier schaumig schlagen. Kokosöl, 2 EL Mehl, Vanillezucker, Zucker und Maissirup nacheinander dazugeben und zu einer cremigen Masse rühren.

Die Pekannüsse, danach die Eiermasse gleichmäßig auf dem vorgebackenen Teig verteilen. Den Kuchen etwa 10 Minuten bei 220 °C, dann weitere 40 Minuten bei 160 °C backen.

In zwölf gleichmäßige Kuchenstücke aufschneiden und servieren.

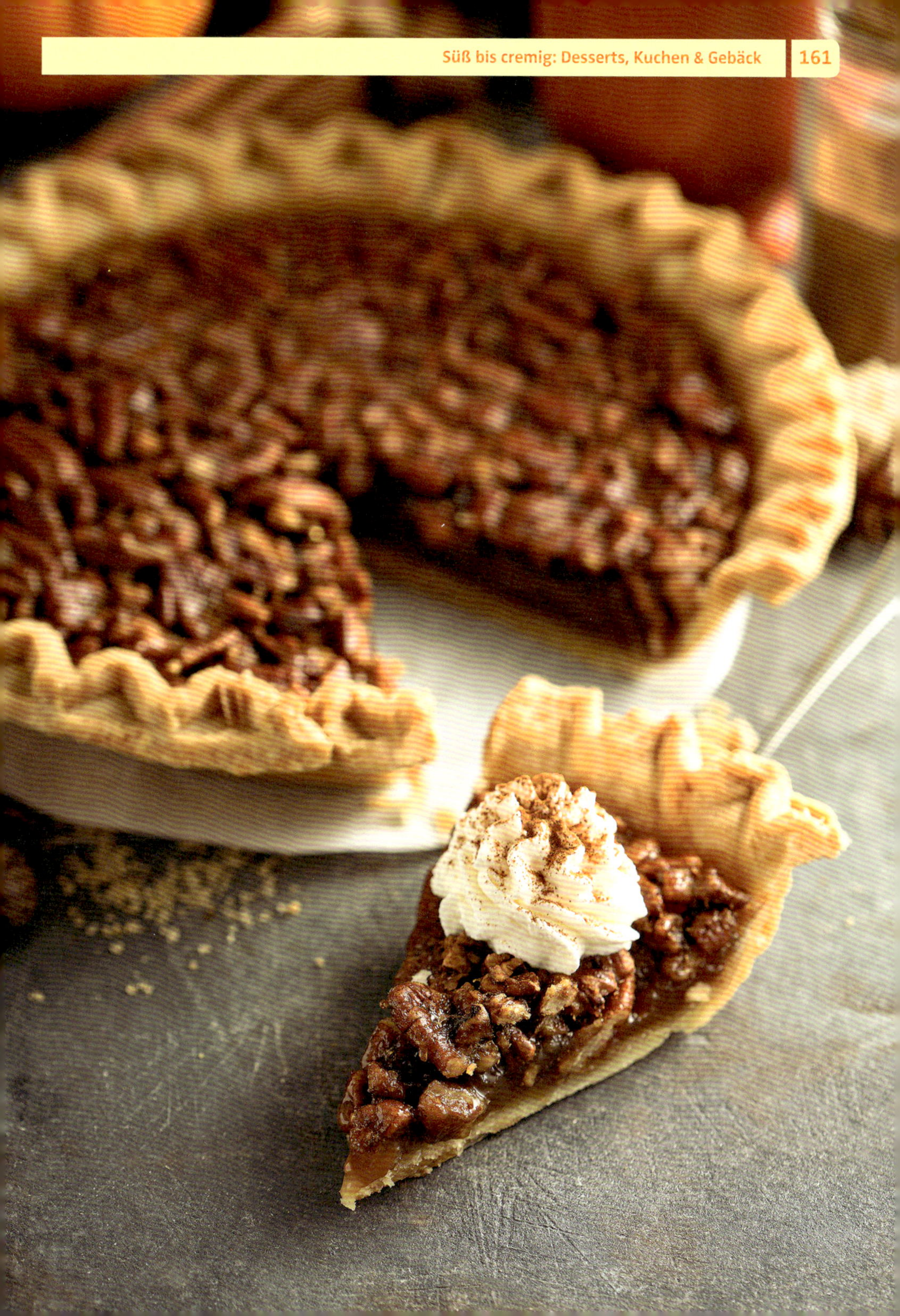

Haselnuss-Schoko-Kuchen

mit Kokosöl und Haselnüssen

Zubereitungszeit: 30 Minuten
Backzeit: 50 Minuten

Ein Stück enthält:

250 Kilokalorien	18 g Fett
5 g Eiweiß	9 g GFS, 7 g EUFS, 3 g MUFS
17 g Kohlenhydrate	

Zutaten für 25 Stück

- 5 Eier, Größe M
- 220 g Zucker
- 200 g Kokosöl, kalt gepresst
- 1 Biozitrone
- 1 Prise Salz
- 1 TL Zimt
- 100 g Haselnüsse, grob gehackt
- 200 g Haselnussmehl
- 100 g Zartbitterschokolade, gehackt
- 200 g Mehl
- 1 TL Backpulver

Außerdem:

- 1 Kastenform, ca. 30 cm lang

Zubereitung

Die Eier trennen. Das Eigelb mit dem Zucker und Kokosfett schaumig schlagen. Von der Biozitrone ½ TL Schale abreiben. Salz, Zitronenschale und Zimt unter die Eiermasse mengen.

Die Kastenform mit Backpapier auslegen, den Backofen auf 200 °C vorheizen.

Die Nüsse und das Haselnussmehl mit der Schokolade vermengen. Das Mehl mit dem Backpulver mischen. Beide Mehlmischungen vorsichtig mit dem Rührgerät unter die Eiermasse rühren.

Den Teig nun in die Kastenform füllen und sofort im vorgeheizten Ofen etwa 50 Minuten backen. Danach aus der Kastenform lösen und den Kuchen vor dem Aufschneiden erkalten lassen.

TIPP

Zusätzlich 100 g Blockschokolade mit 15 g kalt gepresstem Kokosfett im Wasserbad schmelzen und den Haselnuss-Schoko-Kuchen damit glasieren.

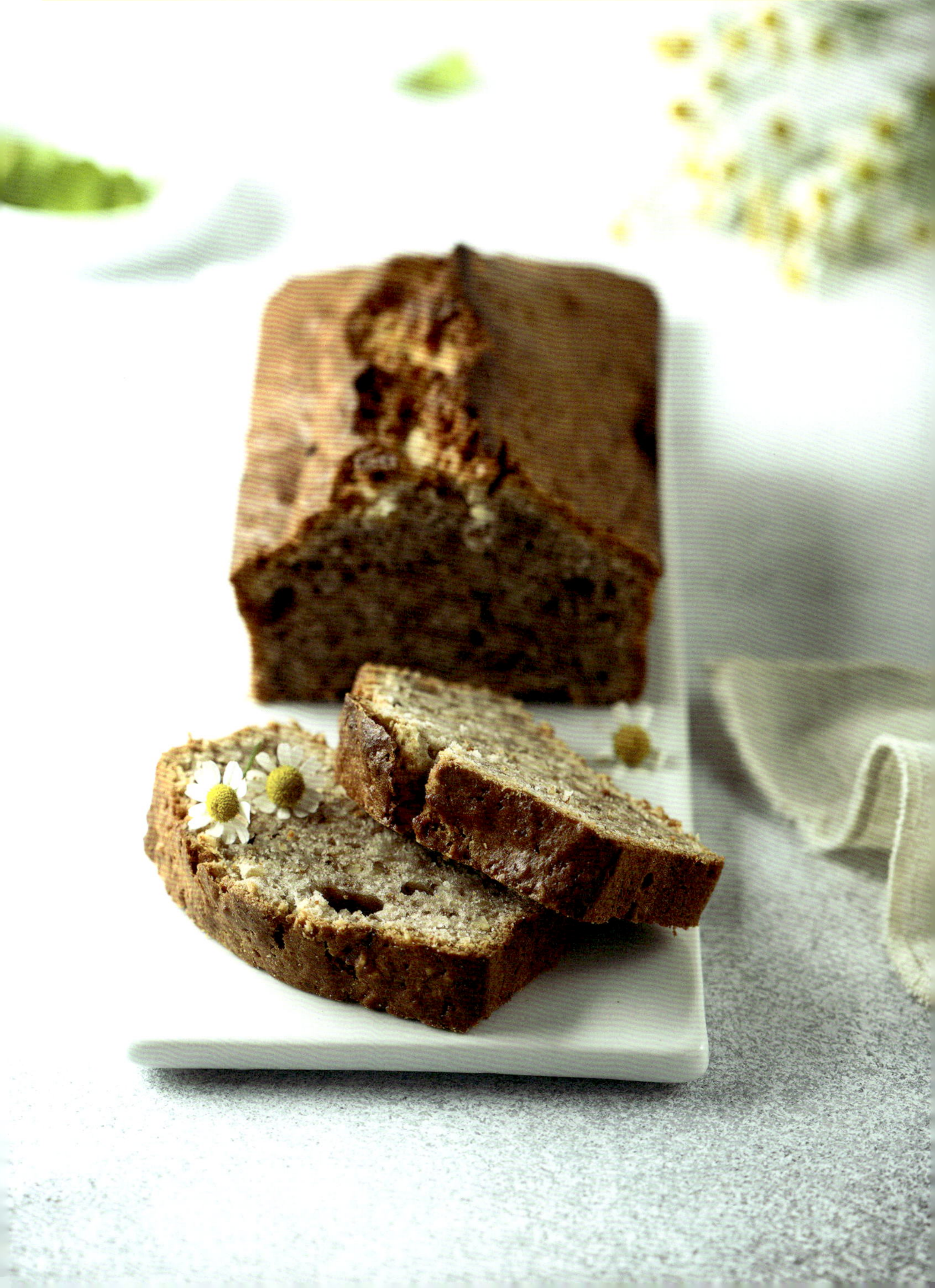

Elisen-Lebkuchen

mit Mandeln und Haselnüssen

Zubereitungszeit: 20 Minuten
Backzeit: 18 Minuten

Ein Stück enthält:

110 Kilokalorien	7 g Fett
3 g Eiweiß	1 g GFS, 5 g EUFS, 1 g MUFS
9 g Kohlenhydrate	

Zutaten für 40 Stück

- 4 Eier, Größe M
- 1 TL Zitronensaft
- 150 g Puderzucker
- 2 TL Lebkuchengewürz
- 200 g Mandeln, gemahlen
- 200 g Haselnüsse, gemahlen
- 1 Prise Salz
- 1 Biozitrone
- 40 Backoblaten, 5 cm Durchmesser
- 200 g Kuchenglasur, dunkel
- 25 g Kuvertüre, weiß

Zubereitung

Den Backofen auf 160 °C vorheizen. Eier, Zitronensaft und Puderzucker mit dem Schneebesen des Handrührgeräts in etwa 10 Minuten cremig aufschlagen.

Lebkuchengewürz, gemahlene Mandeln, Haselnüsse, Salz und die von der Biozitrone abgeriebene Schale mit einem Kochlöffel unterheben.

Backoblaten auf einem mit Backpapier ausgelegten Backblech verteilen. Je 1 gehäuften TL der Teigmasse auf die Oblaten setzen.

Im Backofen etwa 18 Minuten backen. Herausnehmen und abkühlen lassen.

Glasur nach Packungsangabe schmelzen, die fertigen Lebkuchen damit bepinseln und fest werden lassen. Die weiße Kuvertüre im Wasserbad schmelzen, in einen Gefrierbeutel geben, ein Loch in eine Beutelspitze schneiden und die Häufchen verzieren.

Nougatplätzchen mit Mandeln

mit Kokosöl

Zubereitungszeit: 40 Minuten
Backzeit: 12 Minuten

Ein Stück enthält:

110 Kilokalorien	8 g Fett
2 g Eiweiß	5 g GFS, 2 g EUFS, 1 g MUFS
7 g Kohlenhydrate	

Zutaten für 30 Stück

1 Biozitrone
250 g Kokosöl, kalt gepresst
150 g Puderzucker
3 Eier, Größe M
1 Prise Salz
½ Vanilleschote
250 g Sahne
300 g Mehl
150 g Mandeln, gemahlen
40 g Mandeln, gehackt
125 g Nussnougat
Außerdem:
1 Spritzbeutel mit Lochtülle

Zubereitung

Backofen auf 200 °C vorheizen. Die Schale von der Biozitrone mit einem Hobel vorsichtig abreiben.

200 g Kokosfett, Puderzucker, Eier, Salz, das Mark der halben Vanilleschote sowie die Zitronenschale in einer Schüssel schaumig schlagen. Danach erst die Sahne unterschlagen. Dann das Mehl und die gemahlenen Mandeln unter die Masse heben.

Den fertigen Teig in einen Spritzbeutel mit großer Lochtülle füllen und 60 runde Plätzchen auf ein mit Backpapier belegtes Backblech spritzen.

Die Plätzchen mit den gehackten Mandeln bestreuen und im Ofen etwa 12 Minuten backen. Herausnehmen, abkühlen lassen.

In einer Schüssel das Nougat mit dem übrigen Kokosfett über einem warmen Wasserbad cremig rühren. Damit die Hälfte der Plätzchen dick auf der Unterseite bestreichen und jeweils mit einem weiteren Plätzchen zusammensetzen, sodass Sie 30 gefüllte Nougatplätzchen haben.

ANHANG

Bezugsadressen für gesunde Öle

oelmuehle-solling.de Die Ölmühle Solling ist eine familiengeführte Biomanufaktur (Naturland) im Weserbergland.
mittelzumleben.de Die Passion von Bruno Zimmer in Oberthal: Speiseöle in wertvoller Bioqualität.
bliesgauoele.de Bliesgau Ölmühle GbR in Bliesransbach: Seit 2007 haben sich Jörg Hector und Patric Bies hier dem Anbau und der Herstellung heimischer, seltener Speiseöle verschrieben.
erlenbacheroelmuehle.de Die Ölmühle von Stefan Kerner in der Nähe von Heilbronn ist ein familiengeführter Betrieb, der einen Teil der Ölsaaten selbst anbaut.
teutoburger-oelmuehle.de Landwirtschaft in dritter Generation: Mühle u. a. für kalt gepresste Raps- und Sonnenblumenöle im Umland von Osnabrück.
oelmuehle-goldenstedt.de Bioöle aus dem Kreis Vechta, vor allem aus Hanf und Leinsamen.
oelmuehle-doernthal.de Gegründet 1650 ist diese ölproduzierende Mühle in Olbernhau bei Chemnitz bekannt für verschieden Variationen des Leinöls.
oelmuehle-scheibel.de Bei Wolfgang Huber-Scheibel in Willstätt findet man auch ausgefallene Bioöle wie Borretschsamen- oder Nachtkerzenöl.
erfurter-oelmuehle.de Die Speiseöle aus Erfurt soll es bereits seit 1461 geben, Spezialitäten: Leinöl und Weintraubenkernöl.
kuehlemuehle.de In der Schwarzwald Ölmühle von Tobias Weber in Waldkirch werden alle Öle unter 40 °C gepresst, um die wertvollen Pflanzenstoffe zu erhalten.
naturmuehle.com Bei der Mevlâna Naturmühle im Westerwald gibt es u. a. Besonderheiten wie Schwarzkümmel- oder Aprikosenkernöl.

Rezeptregister

FRISCHE BROTAUFSTRICHE & DIPS

SALATE & FINGERFOOD

FLEISCH, FISCH, VEGETARISCH

IN ÖL HALTBAR GEMACHT

KLEINE GERICHTE, SUPPEN & EINTÖPFE

DESSERTS, KUCHEN & GEBÄCK

Bibliografische Information der Deutschen Nationalbibliothek
Die Deutsche Nationalbibliothek verzeichnet diese Publikation in der deutschen Nationalbibliografie; detaillierte bibliografische Daten sind im Internet über
http://dnb.ddb.de/ abrufbar.

ISBN 978-3-8426-3037-6 (Print)
ISBN 978-3-8426-3038-3 (PDF)
ISBN 978-3-8426-3039-0 (EPUB)

Abbildungen:
Autorinnenfoto: T. W. Klein
Titelmotiv: Shutterstock/Gayvoronskaya_Yana
Stock.adobe.com: vaaseenaa: 6/7; molekuul.be: 16; exclusive-design: 18/19; timonina: 41; aamulya: 56/57; Liubaska: 58; Reika: 59; tashka2000: 60 (oben); ELENA NAZAROVA: 60 (unten); PhotoSG: 61 (oben); HETIZIA_ChLesjak: 61 (unten); Anton Ignatenco: 62 (oben); cut: 62 (unten); Андрій Пограничний: 64 (oben); Dusan Zidar: 64 (unten); tstock: 66; nutria3000: 67 (oben); ritablue: 67 (unten); Baiba Opule: 68; 279photo: 69 (oben); Elena: 69 (unten); masterq: 73; photocrew: 75; Olga Yastremska, New Africa, Africa Studio: 76; happy_lark: 78; anna_shepulova: 80/81; Eddie: 83; pilipphoto: 85; marysckin: 87; OLGART_PHOTOGRAPHY: 89; tycoon101: 91; Maria Brzostowska: 92; Christian Jung: 93; sarsmis: 94; Christian Jung: 95; noirchocolate: 97; lilechka75: 99; anna_shepulova: 101; Alex Bayev: 103; circleps: 105; ASK-Fotografie: 109; alex9500: 110; losangela: 111; fotodrumm: 112; PhotoSG: 113; Jérôme Rommé: 115; Gootheo father: 117; jd-photodesign: 119; Charlotte von Elm: 121; HLPhoto: 123; photo@n: 126; nadianb: 127; Jacek Chabraszewski: 129; Anatoliy Sadovskiy: 131; emmi: 133; Idijatullina Veronika: 134; nadianb: 137; ld1976: 139; cook_inspire: 141; Heike Rau: 143; FomaA: 145; Ivan Feoktistov: 146; fkruger: 149; Jenny Sturm: 151; PhotoSG: 152; Carmen Medina: 155; valya82: 157; Corina: 159; fahrwasser: 161; marysckin: 163
123rf.com: Monika Adamczyk: 116
iStockphoto.com: deepblue4you: 136

Originalausgabe

Die Ratgebermarke der Schlütersche Fachmedien GmbH
Hans-Böckler-Allee 7, 30173 Hannover
www.humboldt.de
www.schluetersche.de

Aus Gründen der besseren Lesbarkeit wurde in diesem Buch die männliche Form gewählt, nichtsdestoweniger beziehen sich Personenbezeichnungen gleichermaßen auf Angehörige des männlichen und weiblichen Geschlechts sowie auf Menschen, die sich keinem Geschlecht zugehörig fühlen.

Lektorat: Pepe Peschel, pepe die redaktion für gesundheit & medizin, München
Layout: Groothuis, Lohfert, Consorten, Hamburg
Covergestaltung: Zero, München
Satz: Die Feder, Konzeption vor dem Druck GmbH, Wetzlar
Druck und Bindung: Gutenberg Beuys Feindruckerei GmbH, Langenhagen